がんになっても心配ありません

公益財団法人 がん研究会 監修
ロハス・メディカル編集部 編集

国書刊行会

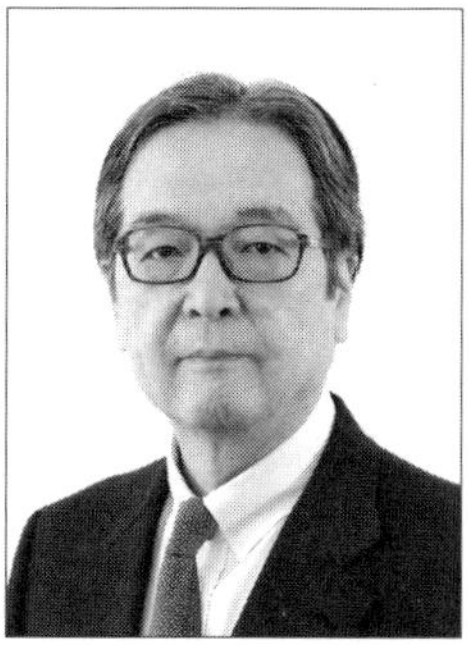

はじめに

がん研有明病院 院長　佐野 武

がんと診断された時、「自分ががんになるとは思いもしなかった」と、半ば憤慨する人がいますが、それは認識不足というものです。がんは歳をとれば誰にでも起こりうるごく普通の病気で、「日本人の二人に一人はがんになる」という話はどこかで耳にしているはずです。とはいえ、常日頃からがんの勉強をして準備を整えているという人は少ないでしょうから、がんの診断を受けて慌てるのは当然ですね。

今の世の中、きっとあなた、あるいは家族のどなたかがインターネットでがんに関する情報を集めようとするでしょう。残念ながらインターネット上の情報は玉石混交（ぎょくせきこんこう）で、とんでもないニセ情報や勘違い情報もたくさんあります。まずは国立がん研究センターのがん情報サービス（https://ganjoho.jp/public/index.html）で、自分のがんに関する基本的な知識を得ることをお勧めします。そのうえで、担当医とよく相談しながら治療法を考えていくのがよいでしょう。

自分のがんのステージはどれくらいか、手術をするとどうなるのか、抗がん剤はつらいのか、など、疑問は次々と湧いてきます。「大丈夫、任せておきなさい」と言ってもらいたい、でも医師は明快に答えてくれない。それもそのはず、がん細胞一個一個は目に見えませんから、どんな精密な検査をしても、がんの全体像を正確に把握することはできませんし、がんは思わぬ行動（急に全身に広がったり、逆に普通の治療で消滅したり）に出ることがありますので、経験を積んだ医師ほど発言は慎重にならざるを得ないのです。がんと闘うには、慌てないことが大切です。がんの状態をよく見極め、ベストと思われる治療法を納得の上で選択し、治療の経過に応じて次を判断する、といった慎重な態度が求められます。腰を据えて、がんと向き合うのです。

がん研有明病院は、二〇一八年現在、日本で最も多くのがん患者さんの診療を行っています。わが国唯一の民間のがん専門施設として、国公立の病院にはない機動力を武器に、がん患者さんに寄り添い、新しい治療の開発や導入に取り組んでいます。本書は、私たちの病院で長年経験を積んできた専門医たちが、がんを知りたいという患者さんの気持ちに応えようと制作しました。自分のがんについて知りたい時、そして治療中に新しい疑問が湧いてきた時に、本書が担当医と話し合うための一助になれば幸いです。

目次

コラム

〈1〉

がん医療の常識、ここまで進んだ

がん研有明病院 名誉院長 山口 俊晴

がん医療は日進月歩。がんとの向き合い方も、どんどん変わります。現時点の最先端は、こんな感じです。

監修者紹介

山口 俊晴

大学卒業後は海外留学期間を除き、ほぼ大学病院に勤務しておりましたが、2000年に癌研究会附属病院（現がん研有明病院）に移動してきました。有明に移転後、当時の武藤徹一郎院長のもと、臓器別チーム医療が推進されました。外科とか内科とかいう診療科別の医療から、患者さん中心のチーム医療に大転換することで、質が高く効率の良い医療が実現しました。患者さんはもちろん医療従事者の満足度も極めて高く、今後の急性期病院のあり方を示す良きモデルになったのではないかと感じております。

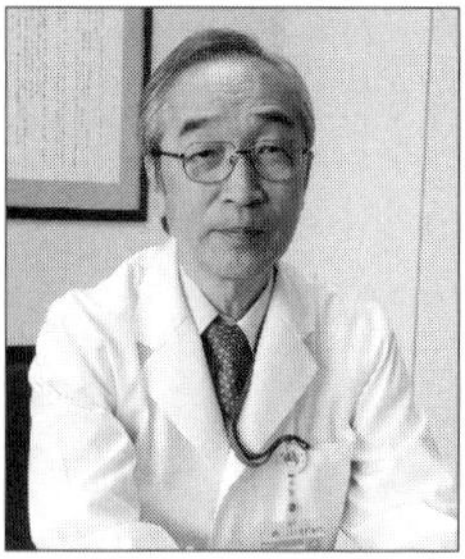

やまぐち・としはる●1973年京都府立医科大学卒業。秋田大学医学部助手を経て、95年、京都府立医科大学助教授、2001年、癌研究会附属病院消化器外科部長、08年、癌研究会有明病院副院長、15年、病院長、18年より現職。

1 命と生活の両方を守ります

六割を超えた「五年生存率」

がんを説明する時、日本人の二人に一人が罹患し、三人に一人が亡くなる、とよく言われます。これだけ見ると、がんが依然として相当の確率で患者の命を奪う病気であるように錯覚してしまいます。

しかし、国立がん研究センター・がん情報サービスの「最新がん統計」（二〇一七年一二月八日更新）によれば、我が国でがんと診断された人の五年生存率[※1]は六割を超えています。つまり、生き残れば満足という時代はとうに過ぎ、延ばした命をどう使うかも大事になってきているということです。

がんを治し、患者の生活を元に戻すことが目標

がん医療に携わる医療従事者たちが目標とするものは大きく二つあり、一つはがんを治すこと、もう一つが患者の生活を元に戻すことです。がんを治しても、生活が元に戻らなかったら

半分の価値でしかないのです。

治療が終わって退院した後、動かずじっとしていると筋力が衰えてむしろ回復も悪くなるので、早々に普段の生活に戻ってほしいですし、医療従事者はそれを考えて動きます。せっかく中古車を修理しても、その後ガレージにしまい込まれたら面白くないですよね。たとえまた故障してもいいから、もう一度走ってほしい、それが私たちの一番の望みです。

がんの進行度を正確に検査

肝心の医療機関が何をしてくれるかですけれども、やるべき治療と期待できる結果に関しては、診療ガイドライン（指針）が存在し、がんのステージ（拡がり具合＝進行度）[※2]ごとに概ね決まっています。原則として医療機関による差はありません。よって、がん治療の最初に必要なのは、検査してステージをなるべく正確に推定することです。

必要な検査は、がんが疑われる臓器によってさまざまながら、共通して行われるのはＣＴ撮影です。また内視鏡で見られるような場所であれば、内視鏡で見て、ついでに腫瘍組織も採取します。これらを経ないと、治療の方針は立ちません。

ここまでを迅速に行えるかどうかで医療機関の実力が分かります。例えば当院では、消化器がんの疑いで受診する初診患者には必ず絶食を指示し、内視鏡検査と検体採取、CT撮影をその日のうちに済ませてしまうよう努力しています。

主治医の所属する科と検査を行う科のような部門間の風通しがよくないと、検査の予約を入れるだけで、すぐ何週間も経ってしまいます。その間に転移しちゃったらどうするんだろうと、患者さんは誰でも不安に思いますよね。仕事だって手に着かないはずです。

標準治療が向かない人も

先ほど、やるべき治療は、ガイドラインによって、ステージごとに決まっていると書きました。いわゆる「標準治療」です。

しかし今ひとつ正しく理解されているとは言えないのが、標準治療が万人に向くわけではないということです。

標準治療は、臨床試験によって現段階で最善という根拠が示されているものです。ただし、前提となる臨床試験は、当該疾患以外の心身の状態には問題のない「比較的若くて健康な患者」を選抜して行われるのが一般的です。複数の疾患を同時に抱えていたり、高齢だったりすることの多い実際の患者像とはズレています。しかも検討されているのは、基本的に生命予後や副作用だけで、生活への悪影響はあまり考慮されていません。

患者の状況と治療後の生活を考えたら、標準治療を避けるべきという場合は確実にあります。機械的に全員に標準治療を提供しようとするのは、築地で高級食材を仕入れる料理店の調理法通りに、家の近所で釣った魚を料理しようとするようなものです。

ガイドラインは、八割の人に適合することをめざして作られています。逆に言うと、残り二割の人にはガイドラインから外れるものを提供する必要があります。その人たちに何を提供できるのかこそが、医療機関の価値を決めます。

2 チーム医療でがんを治療

患者の状況に合わせた検討とチーム医療

そのように標準治療を適用できない患者の場合、個々に状況を検討する必要があります。そして、そのような検討を、主治医一人だけに任せるのは無理があります。

活かされるのが、複数の専門家が互いに長所を提供し合うチーム医療です。当院を始めとする先進的な医療機関では、標準治療で済まなそうな患者について内科、外科、放射線科など複数の診療科の医師が集まり議論する「キャンサーボード」というものが開催され、そこで治療方針が決定されることになっています。時に激論となることもありますが、他科の医師を説得できないと自分の主張する治療をできないので、医師個々の力が磨かれると同時に部門間の風通しも良くなります。

なお、実施してきた治療法が極端に偏(かたよ)っている医療機関は、特定の診療科や医師の声が大きい可能性もあり、キャンサーボードがあったとしても、風通しが良いとは限りません。

ちなみに、部門間の風通しの良さがなければ、先ほど説明したような迅速なステージ推定もできない理屈です。逆に言うと、ステージ推定まで待たせない医療機関ではチーム医療をできている可能性が高く、そのような医療機関が標準治療とは違う治療法を提案するのだとしたら、充分に根拠があってのことと考えられます。

セカンドオピニオン

ステージ推定を経て治療法の提案があった時、それでお願いしますと即答するか、セカンドオピニオンを聴いてみようとするか、人それぞれでしょう。ただ、これに関して、若干気になる風潮があります。

ガイドライン通りの標準治療を提案されて本人も納得したのだとしたら、どこへ行っても同じことを言われる可能性が限りなく高いので、セカンドオピニオンを聴くのは時間と医療資源のムダ。しかし実際には、説明の場に来ていなかった家族が強く勧めて、念のための「相見積もり」のようにセカンドオピニオンを聴くという例が少なくないのです。

こういうムダを避けるため、治療方針の提案を受ける時は、必ず自分の最も信頼する家族や友人に同席してもらうべきだ、と思います。

もし、提案された治療方針が気に入らなかったとしても、すぐセカンドオピニオンをと早まってしまうのではなく、自分がそれを避けたい理由を説明して次善の方法がないか尋ねてみれば、最初の医療機関で何とかしてくれることも充分に考えられます。

そうした過程を経て、態度や説明にどうしても納得いかないものを感じたなら、その時こそ遠慮なくセカンドオピニオンを口にすればよいのです。その過程があれば、事後に揉めたくない医師側もむしろ喜んでセカンドオピニオンに送り出してくれるはずです。

また、標準治療では治療法がないというような場合にも、セカンドオピニオンは価値が高いと言えます。

ただ、本当にチーム医療ができている医療機関なら、方針提案の前にプロ同士が議論して一定の結論を出しているので、セカンドピニオンを求めて患者が診療科ごとに回るより、ずっといいと思います。

※1　根治率に近い数字として扱われています。多くのがんが、初回治療から無再発で五年過ぎたら根治と見なされます。五年生存率には、根治せず再発や転移が見つかって生きている人の数も含まれますが、逆にがん以外の原因で五年以内に亡くなる人もおり、相殺して考えます。

※2　がんが、最初は一個の異常細胞からスタートして、無秩序に増殖かつ移動するという疾病理解に基づいて設定されています。腫瘍の大きさ、リンパ節転移の有無、他臓器への転移の有無によって〇から四まで五段階で分けられるのが一般的。それによって治療後の見通しは、切除手術などで根治を見込める、切除手術などで根治を期待できるけれど一定の確率で再発・転移する、それより進行している、と分けられます。

「がん研」ここがポイント 1

明るい病院空間

がん研有明病院は、光・風・緑・海をテーマに、明るくのびやかな空間となっています。

正面玄関から一直線に延びるホスピタルストリートには天井から自然光が降り注ぎ、がん情報コーナーや喫茶コーナーを設けるなど、がんに悩む患者さんがゆとりを持って治療できるよう工夫されています。また、災害時にはトリアージスペースとして使われます。

二〇一六年一月には、放射線治療施設、画像診断、健診センター拡充のための新棟が開設。病院という非日常に身を置く患者さんのために「日常の継続」を意識した親しみやすいインテリア空間としました。

また「アート・イン・ホスピタル」の構想を進め、病棟全体に温かさを感じられるよう、感謝の気持ちを込めて寄贈された有名画家や写真家の作品を多数展示しています。

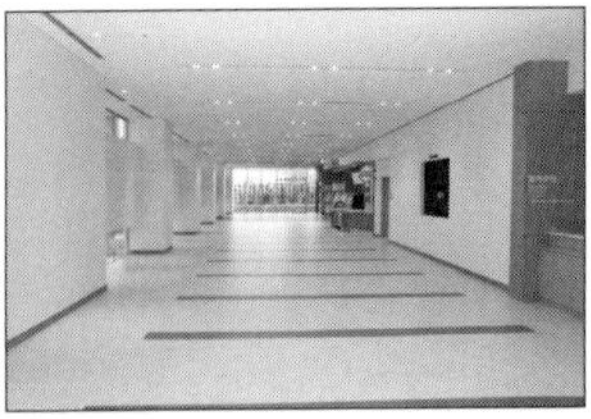

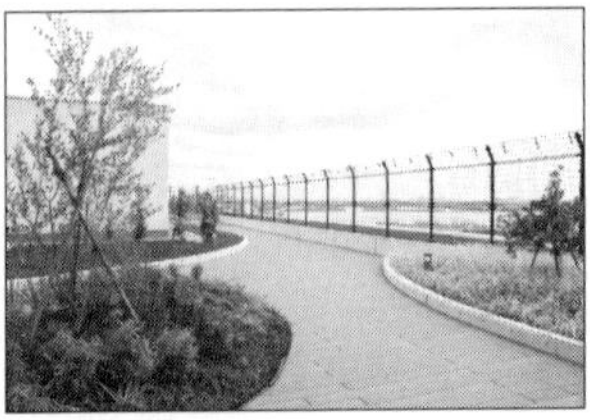

〈2〉基本の「き」

がん研有明病院 メディカルディレクター／名誉院長　武藤徹一郎

がんとは、そもそも何なのでしょうか。なぜ怖がられているのでしょうか。

監修者紹介

武藤 徹一郎

大腸がんを中心にがんの診断・治療に心血を注いできました。1999年に東大退職後、大塚のがん研病院に移り、新病院（がん研有明病院）の計画立案、移転、経営に携わってきました。病院全職員の協力を得て、がん研病院がチーム医療に基づいた日本一のがん専門病院に成長しつつあること、またそのリーダーとして歩んでこれたことを幸せに思っています。

今後ともがん研有明病院の発展に微力を尽くしたいと願っています。

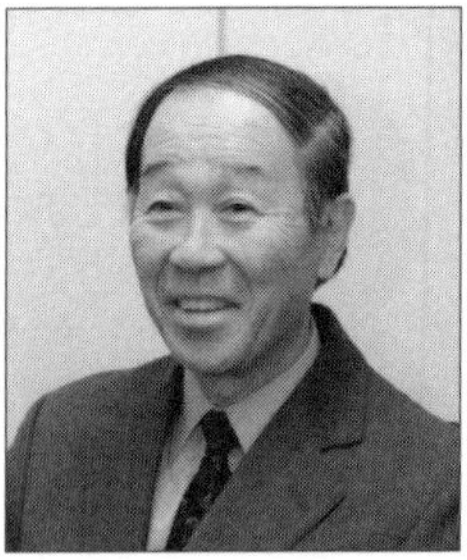

むとう・てついちろう●1963年東京大学医学部卒業。70年ロンドンSt,Mark病院留学。82年東大第一外科助教授、91年同教授。93年同病院長。99年癌研究会附属病院副院長。2002年同病院長。06年より現職。がん研究会理事。大腸癌研究会名誉会長。日本外科学会名誉会長。

1　長寿になると、がんも増える

がんとは、「体の細胞に異常が起き、自ら無秩序に増え続けるようになったもの」です。一体どういうことでしょうか。

人間の体は、六〇兆個の細胞で出来ていると言われています。それぞれの細胞の中には核があって、そこに染色体が入っています。染色体を構成しているのが、ＤＮＡと呼ばれる化学物質で、そこに遺伝子という暗号が乗っています。

遺伝子の指示にしたがって、細胞は酵素や遺伝情報などのタンパク質を作っています。どの細胞にも同じ遺伝子のセットが入っていますが、細胞によって働く遺伝子が違うので、細胞の性格が決まります。

細胞は、一生のうちに何度も分裂して、全く同じものに生まれ変わる新陳代謝を行っています。人間の細胞の場合、最大五〇回分裂を繰り返すと、それ以上は分裂できなくなり、やがて死にます。それらもすべて、遺伝子の指示にしたがっています。全部で六〇兆個ですから、膨大な数の細胞分裂が行われていることになります。しかし、体全体としては増えも減りもしません。気の遠くなるほど、うまい仕組みで制御されているのです。

その制御が狂ってしまうと、いくら分裂しても死なない不死細胞ができます。がんの始まりです。そうした異常な細胞を退治してくれる免疫の監視網をくぐり抜け、何年もの間、ひそかに分裂を繰り返し何億個という細胞の塊（腫瘍と言います）として、肉眼でも見えるようになったものが、がんです。

細胞の制御が狂ってしまうのは、ＤＮＡが変化して、その上に載った遺伝子の指示も変わるからです。要するに、がんは遺伝子の病気です。と言っても、遺伝はほとんど関係ありません。原因として知られているのは、外因性のものだと、放射線や紫外線、タバコ、農薬などの有害物質、肝炎などのウイルスです。ピロリ菌感染などによって起きる慢性炎症も発がんの母地になります。一方、細胞分裂の際のコピーミスも、結構な頻度で起きていることが分かっています。

外的な要因も内的な要因も、長生きすればするほど、さらされる回数が多くなります。また、免疫の働きも加齢とともに悪くなっていきます。このため、長生きするほど、がんになる可能性は高くなります。国全体としても、高齢者が増えるほど、がん患者の数も死亡率も高くなります。がんは歳をとれば誰でもかかる可能性のある病気、と考えておく必要があります。

がんと癌

がんに関する文章を読んでいると、平仮名で「がん」と書いてある場合と、「癌」という漢字が使われている場合、どちらも見かけますよね。

また、「骨肉腫」なども、がんの一種です。これら字によって指す病気が厳密には違うこと、ご存じですか？

①まず、「がん」が最も幅広い意味を持ち、本文で説明しているような病変の一切合切を含み、「悪性腫瘍」とも呼ばれます。「腫瘍」は、もともと「腫れた出来物」という意味で、悪性でない腫瘍は、がんではありません。

②他方、「癌」は上皮にできたがんを指します。上皮とは、皮膚、消化管などの粘膜、肺胞といった器官の表面を覆っている組織です。実は臓器の多くも上皮由来なので、「癌」がよく使われます。

③上皮以外の組織、骨や筋肉、脂肪、神経などにできるがんが、「肉腫」です。「癌」と「肉腫」は腫瘤（かたまり）をつくる固形がんです。

④一方、腫瘤をつくらないがんもあります。代表例が「白血病」で、血液のがんです。

2　早期発見、早期治療が必要な理由

がんが怖いのは、放っておくと患者の命を奪うからに尽きます。

患者の命を奪う経路は大きく分けると三通りあります。第一に、無秩序に増えたがん細胞が、体に必要な栄養を横取りし、また慢性的に炎症を起こして、悪液質（〈5〉七四頁参照）という状態にさせることがあります。こうなると患者は食べても食べても痩せ細って衰弱し、死を迎えることになります。

第二に、無秩序に増えたがん細胞が、脳や肺、肝臓など生存に必須の臓器を冒し（遠隔転移）、それらの臓器を機能不全に陥らせ、命を奪うこともあります。

第三に、衰弱しているために、感染症など他の病気（いわゆる合併症）によって命を奪われるということもあります。

どの経路を通るにせよ、命を奪われるまでに若干の時間があり、その間に痛みや苦しみも伴うため、それが怖さを増しているという面もあります。

限局していれば切除

がんの腫瘍(しゅりゅう)が、最初に発生した臓器内だけにある時、医療の世界では「限局(げんきょく)している」と言います。

この場合、切り取ってしまえば、体の中からがん細胞を一掃できることになります。がん細胞が完全に消える「根治」です。その根治をめざして行われるのが、内視鏡による切除か外科手術です。がんの種類によっては、放射線照射でも同様の効果を望めるものもあります。

ただし、がん細胞には、周囲の組織を破壊しながら、まるで浸み込むように広がっていく「浸潤」という性質があります。浸潤があると、がんを取り除いてしまおうにも、境界がはっきりしません。目に見えている範囲を超えて、正常細胞の中までがん細胞が散らばって広がっていることも珍しくありません。その場合、きちんと切除できたと思っても、残っているがん細胞が先々大きく成長してくることになります(「局所再発」と言います)。

また、体の離れた部分に飛び火して広がる「転移」という性質もあります。単に飛んでいくだけでなく、そこで根付き、目に見える腫瘍を形成した段階で、初めて「転移」していたことが分かります。遠隔転移と言います。

実際には、限局と遠隔転移の中間の状態で見つかることが最も多く、その場合、手術だけでは根治に持ち込むのが難しいため、抗がん剤などによる化学療法や放射線照射を組み合わせたりします。

いずれにせよ、時間が経てば経つほど、がんは浸潤によって組織の間に浸み込んだり、血管やリンパ管を経由して知らない間に体のあちこちに転移したりして、体を急速に蝕んでいきます。早期発見とは言えない、ある程度進行したがんだと、手術でがん細胞を取り除いたように見えても、微少ながんが局所に残っていたり、微小転移が起こっていたりする可能性が高まり

がんの顔つきも重要です

一般に、がんの進行度を表すには「ステージ」分類が使われます。

がんの種類ごとに細かい内容は違いますが、おおむね、①最初に発生した場所（原発巣）に留まる「限局」、②近くのリンパ節への転移、③近くの臓器への浸潤または少し離れたリンパ節への転移、④遠くの臓器への転移、の四段階。治療方針を決める上で最も大切な分類です。

と同時に、がんの振る舞いの悪さ（悪性度）を示す「グレード」も重要な指標です。これは、腫瘍の大きさや、がん細胞やその並び方がどれだけ正常細胞からかけ離れているか（〝顔つき〟の良し悪し）といった複数の観点から、増殖速度や転移のしやすさ、患者を死に至らしめる能力などを推し測ってランクづけしたものです。

ここに患者の体力や年齢などを加味し、総合的に予後を予測した上で、治療方針が決定されることになります。

ます。そして後になってから「再発」や「転移」として現れてくることになります。この場合のがんの治療は難しく、体への負担も大きくなっていきます。

　早期発見、早期治療に勝るものはないのです。

　そして、根治をめざせる早期の場合、症状はないのが一般的です。定期的に検診（〈14〉二〇九頁参照）を受けることが大切です。

　もしがんが見つかった場合は、がん診療連携拠点病院での受診を選ぶと、専門医がいるのはもちろん、がん医療に関する多くの情報が蓄積されていて役に立つはずです。

3　治ったかどうかは五年が目安

「五年生存率」という言葉を、がんではよく聞くと思います。治療開始から五年後の生存が、がん治療の一つの指針とされているからです。

　多くの種類のがんでは、治療してもがん細胞や組織が残ってしまうと、たいていは二～三年、遅くとも五年以内に、肉眼で分かる大きさまで成長します。つまり、手術をしても、浸潤などによって目に見えないがんが潜んでいたり、気づかないうちにどこかの臓器に小さく根付いていたりした場合、ほとんどが五年以内に「転移」「再発」となるのです。逆に言えば、たいていのがんでは、治療から五年以上も経ってからの転移・再発はごく稀で、新たながんの発生頻度と変わりません。

以上のような理由から、治療から五年経過しても転移・再発なく生存している場合、「治った」（治癒）と考えてよいとされているのです。つまり五年生存率＝「そのがんが治る可能性」というわけです（ただし、乳がんなどゆっくり進行するがんでは一〇年以内の再発も比較的多いために、「一〇年生存率」を見るほうが適切とされています）。

五年生存率と治癒率

五年生存率は、もっと厳密に表現すれば、「がんの治療開始から五年後に、再発している、いないにかかわらず生存している人の割合」です。

つまり生存者数には、五年以内に再発した人や、五年経っても抗がん剤や放射線療法などを続けている人も含まれています。

また逆に死亡数には、五年の間にそのがん以外の原因で死亡した人も含まれています。

ですから、五年生存率は「そのがんが治る可能性」でも「そのがんで死なない可能性」でもありません。ですが、完治はしていないけれど生存している人と、他の原因で死亡した人は、おおよそ相殺（そうさい）されてしまいます。

結果として五年生存率と治癒率は近い値になるのです。

一方、がんが転移・再発した場合、根治は非常に難しくなります。目に見える大きさに成長しているのですから、根付いてから長い年月が経過しているということ。そうなると、既に体のあちこちに広がっていると考えるのが自然です。もはや全滅させるのはほぼ不可能。発見するたびに切ったところで、終わりのないモグラたたきと一緒です。その間にも体は蝕まれ、急速に体力が奪われていきます。

ただし最近の薬物療法の進歩のお陰で治療成績は著しく進展しました。年の単位でがんと共生して生活することが可能になりました。「がんとの共生」が、がん医療の目標の一つになっています。

ちなみに当然のことながら、治療法や診断方法の進歩によって五年生存率も年々向上してゆきます。ある時期を境に急に大幅に成績が向上している場合、五〜一〇年ほど遡ってみると、ある年に画期的な治療法や診断方法が導入されていたりします。

もし現時点での最新の情報に基づく五年生存率等を知りたければ、まずは主治医にご相談を。何より、一般論としての可能性の話でなく、個々のがんの状況に沿った的確なアドバイスをもらえるはずです。

がんサバイバーシップ

がんを治療中の人々やがん治療を終えた人々の社会生活のプロセス全体を、がんサバイバーシップと呼びます。治療成績の向上に伴って、単に命を守るだけに留まらず、その質をいかに高めていくかが、がん医療における今後の重要な課題になっています。

〈3〉診断と治療法確定

がん研有明病院 名誉院長 中川 健

がんを疑った場合や、がんと診断された場合に知っておくと役立つことです。

監修者紹介

中川 健

1973年に当院に入職以来、呼吸器悪性腫瘍の診断と外科療法を中心に診療と研究をしてきました。2002年からは副院長として、また2008年からは院長として、きわめて質の高いがん医療を提供しながら、かつ患者さんにとって安心して治療を任せていただける病院になれるかを考えてきました。

がん研有明病院の自慢は医師、看護師、その他の職員全員がその気持ちを共有していることです。2012年から門田前院長に、さらに2015年から山口現院長に、その牽引役は引き継がれましたが、私としては、これからも当院が患者さん中心のがん医療を進化させ、新しいがん医療を発信していくことのお手伝いをしていきたいと思っています。

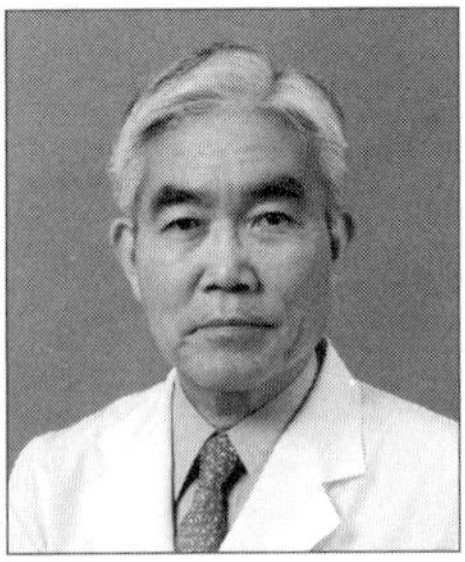

なかがわ・けん● 1966年、東京大学医学部卒業。同付属病院、藤間病院、結核予防会結核研究所付属療養所を経て、1973年癌研究会附属病院へ。1988年、呼吸器外科部長。2002年副院長、2008年、癌研有明病院院長。2011年がん研有明病院に改名。2012年、名誉院長。

1　初回の治療は一発勝負

「がん」の性質は千差万別、検査で最適な治療法を

例えば、もしあなたが、「どうもここ最近ずっと調子が悪い。がんじゃないか」と思って、医療機関を受診したとします。しかし初めて行ったその日に、「がんです。さあ治療を始めましょう」となることはありません。まずは数日から数週間かけて検査を行うことになります。

なぜそんなにも検査が必要になるのでしょうか。

「さっさと治療してくれ」と言いたくなるかもしれませんが、まずは「がん」かどうか決める確定診断を得ることが大切です。さらに進行度を判断する検査や、手術など体への負担が大きい治療になるなら体力検査も必要です。

一口に「がん」といっても、年齢・体質や発生部位、がん細胞の顔つき、進行度などによって性質は千差万別で、最適な治療法も違うからです。そして、がん治療はどれも、いったん始めたら途中で治療前の状態に戻して他の方法でやり直すことはできない一発勝負で、体にダメージを与えたり（「侵襲（しんしゅう）」と言います）、生活に制約を与えたりすることも多いものです。

ですからがんを全滅させる「完治」が望める時は、きっちりやっつけて少しでも再発リスクを低くすべきである一方、全滅が望めない時にはがんと共存してゆく治療を選択すべきです。もちろん、どんな状況でも治療が軽く済むに越したことはありません。

自覚症状が出て、がんが見つかった場合

なお、自覚症状が出てがんが見つかった場合、たいていはすでにステージ後期で治癒率も下がりますから、治療方針が決まったら早く治療を始める方がよいのは確かです。ただ、一刻を争うほど進行の早いがんはごく僅かです。もし「治療を直ちに始めるべき」という場合には、担当医がそう判断して早めに治療の手続きをするなど、適切な対応を取りますので、ご安心を。

以上のような理由から、治療すべきか否か、治療方針を立てるためにも、しっかり検査して病状を把握するのです。その上で治療のメリットとデメリットとを天秤にかけるわけです。

検査の種類——目で見る検査と数値で推測する検査

まず心に留めておいていただきたいのが、検査には限界があり、すべて事前に分かるものではないということです。それでも少しでも精度を上げられるよう注意事項を守ることはもちろん、治療法を決める時に役立てられるように、何を調べているのか理解することも大切です。

不明な点は医師や看護師などにどんどん質問していきましょう。

検査は大まかに分けて、肉眼で見える大きさのものを見つける検査法（四〇ページ表）と、肉眼では見えないものを数値で推測する検査法とがあります。

目で見るものとして最も広く普及しているのが、単純X線検査です。ご存じの「レントゲン」ですね。ほかにもCT検査、MRI検査、PET検査、RI（ラジオアイソトープ）検査、超音波検査、内視鏡検査などがあります。しかし、全身の臓器すべてを目で見て確かめるのは時間や費用の点からも現実的でないため、がんが疑われる部位と転移しやすい部位に留めるのが普通です。

一方、数値で推測する検査は、主として血液の中に放出された「腫瘍マーカー」というものの量を見ます。腫瘍マーカーは、がんに関連して血液中に増加してくる目印（抗原と言います）の総称です。ただし、がんでなくても、体質によってはもともと異常値が出る人もいて、目で見る検査なしに、がんであると決めつけることはできません。残念ながら特殊なもの以外、早期がんの発見には適しておらず、またがんであっても異常値を示さない場合も多くあります。治療前に値の高かった人が治療後に下降した場合には、その後の再発転移の兆候を捉える目的に使えます。また再発の時に異常値になっていれば、先々、治療の効果を測定する簡易的な方法として用いられます。

目で見る検査

①X線検査（レントゲン検査）

骨や水、空気などの、密度によるX線の通しやすさの差を利用して、フィルム上に浮かび上がった「影」の形や濃さから病変について推測します。皆さんに一番なじみがあるのは胸部単純X線写真です。乳がんを調べるマンモグラフィもこの仲間です。

②造影検査

X線を通さない物質を身体に入れて、内臓の形状を調べます。バリウムという造影剤を飲み、X線撮影で胃の形を見て、胃潰瘍や胃がんを見つけることは古くからされています。血管用の造影剤を注射しながら撮影すれば血管の形や分布の具合などが見られます。

③CT検査

X線装置を三六〇度回して撮影し、コンピュータを利用して体内の輪切り画像を作ります。病変部が、どの臓器にどんな形であるのか立体的に分かる検査です。造影剤を注射することで、組織の血流の多寡が分かり、異常な陰影ががんかどうかの判断をつけやすくするのです。病変が深い時には、CTを見ながら正確にそこに針を刺して、細胞や組織を採取して病理診断を行えます。

④ＭＲＩ検査

強力な磁力をかけて、水素原子から体内の水分量の違いを画像化します。ひいては異常な組織がないかを見ます。放射線を使わないので被ばくの心配がありません。造影剤を注射することで組織の血流の多寡が分かり、血流量の多いがんを見つけやすくなります。

⑤ＰＥＴ検査

放射性物質で目印をつけた物質（ブドウ糖など）を注射し、その取り込みが多い部分を見つけます。安静にしていれば、細胞分裂の活発なところ（がんなど）を発見できます。成長の緩やかながんは見つけられません。

⑥ＲＩ検査（シンチグラム）

原理的にはＰＥＴ検査と同じです。放射性物質（テクネチウムなど）で目印をつけた、目的の臓器に取り込まれやすい物質を投与し、放射性物質の集まり具合を外から撮影します。新陳代謝や血流の状況が分かるため、骨転移の有無や広がりなどの検査によく用いられます。

⑦超音波（エコー）検査

超音波を当て、体内からの反射を画像化します。前立腺や乳腺、甲状腺、肝臓、脾臓（ひぞう）、腎臓など、体表に近い臓器の観察に適しています。腹水や胸水の観察にも適していますが、空気は超音波を通さないので、肺などの観察には適しません。リアルタイム画像が見られるので、画像を見ながら針を刺し、細胞や組織を採取し、病理診断を行うことができます。

⑧内視鏡検査

胃カメラや大腸カメラなどで管状の内臓の粘膜面を観察します。気管支内を見る気管支鏡、膀胱（ぼうこう）内を見る膀胱鏡もあります。また体表に小さな穴を開けてカメラを入れる胸腔（きょうくう）鏡、腹腔（ふくくう）鏡などもあります。観察と同時に細胞や組織を採取して病理診断に回したり、臓器によっては早期がんの切除も可能です。エコー装置を組み込めば、病変の深さを見たり、外側にあるリンパ節などの観察もできます。

臨床診断と確定診断

画像診断や血液検査、症状などをもとに下すのが臨床診断ですが、そこではまだ「がん」か「がんでないもの」か確定されてはいません。病理医による「病理診断」（細胞診断を含む）を経てようやく確定となります。

病理検査では、主治医が怪しいとにらんで採取した部位の細胞を顕微鏡で観察します。問題の細胞とその周囲も含めて見て、顔つきのおかしな細胞がどの程度あるか、細胞の形態や並び方がどうなっているかなどから、がんか否か、がんならその悪性度を判断するのです。

しかし、必ず白黒ハッキリつくというものでもありませんし、臨床診断と病理医の見解が異なることもあります。それでも確定診断名は原則、病理診断に基づいて決まります（臓器の種類や病巣の位置などによっては、治療前に病理診断がつかない場合も。手術しないと組織を採取できないなど、画像だけでひとまず診断せざるを得ないこともありますが、その場合は、「××がんの疑い」となります）。

大事なのは病気の状態の把握

がんと診断が下ったら、あるいは疑いを持った時から、自分の病気について調べて回りたくなるのは当然です。しかし、一番大事なことは、まず自分の病気の状態をきちんと把握することです。治療法を決めるにもどれが最適か、情報を集めるにもどれが必要か、自分のことを分かっていないと判断できないからです。

以下、具体的に皆さんのすべきことを、順を追って見ていきましょう。

①診断、ステージ、など担当の医師からきちんと話を聴く。

例えば病気の名前やステージが分からないと、いろいろな治療の情報があっても、自分に当てはまるのかが分かりません。

②持病がある、心機能が悪い、など、がんの治療に関係のある自分の体の状態を把握する。

体調で不安に思う点があったり、過去に病院にかかった場合には医師にきちんと伝えましょう。

③主治医から、今後の治療や方針について、説明を受ける。

①、②を踏まえて、どういう治療を行うのか、方針について、説明をまず聴きましょう。なぜその治療が良いのか、「あなたの場合はステージが早期なので、手術治療で治癒が望めます」とか「あなたの場合はこれまでの治療成績から、××が標準治療として行われています」とか、理由も一緒に説明してもらえると、理解しやすいですね。また、治療の副作用についても、率

活躍する多くの職種と足りない病理医

病理医の出番は治療前の検査だけではありません。手術で切り取った組織の端やリンパ節などにがん細胞がないかチェックして、取り残しや転移がないか調べるのも病理医の仕事です。質の高いがん医療には必須です。しかし日本では社会的な認知度も低く、病理専門医の数は圧倒的に不足していて、三千人弱。国民の二人に一人ががんになる時代に、

です。ちなみに化学療法と放射線治療も、専門医の少ないことが問題になっています。

また、今日のがん医療現場はさまざまな職種の医療従事者なしには考えられません。看護師や薬剤師のほか、放射線技師、検査技師はもちろん、医療ソーシャルワーカー、管理栄養士、臨床試験コーディネーターなど、多くの人々が患者の皆さんを心身ともに支えています（一二章参照）。

直に質問すると医師も答えやすいものです。

①〜③を通して、必ずメモをとりながら、医師の話をよく聴いてください。家に帰ってから「よく分からないな」と思うことがあれば、疑問点もメモしておきます。そして次回に質問をして、治療方法を決める前に解決するようにしましょう。

2　治療法を決める前に

目標は、根治、共存延命、緩和の三パターン

診断がついたら、次は治療方針の決定です。

治療の目標を大雑把に分けますと、がん細胞を体内から一掃する「根治（完治）」、一掃は無理でも当面命を取られないようにする「共存・延命」、苦痛を抑えたり取り除いたりをめざす「緩和」となります。

それぞれの目標に応じて、基本となる治療法がさまざまに組み合わされます。まずは基本となる治療法を、がんの分類に照らしながら、ざっくり押さえておきましょう。

がんを医学的に分類すると、がん化する細胞の種類によって、癌、肉腫、白血病などに分か

れます。

癌や内腫など固形腫瘍の場合、早期で原発部位に留まっているのであれば、丸ごと取り除いて完治を望むことが可能です。このような場合に行われるのが「局所治療」で、外科的に切除する「手術」が最も一般的です。がんの種類と広がりや全身状態によっては「放射線治療」が選ばれることもあります。

放射線治療は、X線やガンマ線、重粒子線、陽子線といった放射線を、がん細胞へ照射して死滅させる方法です。最大の特徴は「切らずに治す」点にあります。つまり、低侵襲（ていしんしゅう）（手術や検査にともなう痛み、発熱、出血などをできるだけ少なくする医療）の治療で、臓器の形態や機能を温存でき、多くは手術よりＱＯＬ（生活の質）の低下が少なくて済みます。

目標に合わせて治療方法を組み合わせる

これに対して白血病など全身性のがんや、固形腫瘍でも血管やリンパ管を通じてがん細胞が全身へ回ってしまっている場合（遠隔転移）には、「全身療法」が選択されます。具体的に行われるのは、「化学療法」と呼ばれる抗がん剤の投与です。最近では、がんを狙い撃ちにする「分子標的薬」が進歩しています。また、乳がんや前立腺がんなどでホルモンによく反応する性質がある場合には、ホルモン剤などを使った「ホルモン療法」も選択肢となり得ます。

ほとんどの抗がん剤は細胞分裂を阻止したり、細胞の自殺を促すように働きます。がん細胞以外の細胞分裂の多い細胞にも作用しますので、課題はご存じ、副作用です。効果自体も場合によって異なるので、向き不向きを見極めながら副作用を上手にコントロールする必要があります。分子標的薬は、がん細胞以外に全く悪影響がないことをめざした抗がん剤として開発が進んできたものです。しかし、副作用がゼロのものはまだできていません。

最近では、根治率向上をめざすために手術や放射線治療に化学療法を組み合わせることも多くなっています。

何が大切か必ず伝えよう

治療方針は基本的に医師の側から提案するものですが、患者側からも伝えておくべきことがあります。

自分にとって何が大事なことなのかです。もう少し具体的に表現すると、自分の人生にとって今回のがんがどのような障害となっているか、今困っていることは何か、治療後どういう人生を歩みたいと考えているのかなどを、具体的にきちんと伝えてください。

例えば娘の結婚式を二カ月後に控えているなど、大切な予定がある場合も、忘れず医師に伝えてください。状態によっては、それを考慮に入れて治療計画を立ててもらえるかもしれません。

治療は、危険を冒して「大事なもの」を守りに行くことです。決して楽ではないのが普通です。「大事なもの」そして「めざすもの」が医師と共有できてこそ信頼関係も結べますし、勇気を出してがんと闘うこともできます。

何を大事に考えるかは、本人や家族にしか分からないことです。目標、手段、成算についてきちんと医師と話し合い、認識を揃えてください。でないと、医師は「延命」治療を施しているつもりなのに、患者は「根治」をめざしている、なんてことが実際によくあるのです。こんなところでズレが生じては、後から悔んでも悔やみきれないですよね。医師としても、治療を始めた後で「私は他のものを望んでいた」と言われたら、やり直しできないだけに困ってしまいます。

3　治療法を決めるのは、より良い人生のため

あなたの大切なものを守るため、医師と目標共有を

さて、いよいよ治療法の決定です。医師が治療方針を説明し同意を求めます。インフォーム

ドコンセントです。

医師の説明に対して、納得がいった場合、治療方針があなたの希望とも一致した場合には、すんなり決めてしまって問題ないでしょう。特に、早期の固形がんで、医師が「簡単に切除でき、手術さえ乗り切れれば治癒の可能性が高い」と言っているなら、あまり迷うことなく、手術でお任せしてしまってよさそうです。

しかし、難しいがんで「簡単」な治療法がないか、逆に有力な治療法が複数存在する場合、悩む価値があります。

まずは「何をめざして治療するのか」、目標を明確にすることが大切です。ステージや発生部位、がん細胞の性質などによって、治療内容や、できることは大きく違ってきます。

誰しも「根治」を選びたいところですが、がんの状態や体力を把握した上で、現実的な選択をすることが肝心です。現在のところ医学的に有効性を認められたがん治療は、どんな形にせよ必ず身体へのダメージを伴います。非現実的な目標設定をすると、苦痛ばかり大きくて、効果が上がらなかったり、ＱＯＬまで損ないかねません。

なお、どこに目標設定した場合でも、治療やがんによる苦痛の「緩和」は並行されます。「緩和」には、痛み止めなどの薬を使うだけではなく、治療に取り組む気持ちを継続できるように支える精神的支援なども含まれます。

悩んだらセカンドオピニオン

医師と共通の目標が設定でき、それでも判断や治療方針などに気にかかることがある場合、あるいは医師からの説明に今ひとつ納得できなかったり、他の治療の選択肢がないかと悩むような場合には、他の専門医ならどのように判断するか相談できる「セカンドオピニオン」を活用しましょう。遠慮する必要はありません。セカンドオピニオンの希望を担当医に申し出るのは、患者の正当な権利です。セカンドオピニオンを求める場合、病状をまとめた紹介状や、持参する画像の準備が必要です。実のところ医師の業務量も非常に多く、資料を整えるには時間がかかりますので、早めに意向を伝えましょう。

転医希望の場合は

なお、セカンドオピニオンは、あくまで「意見を聴く」ためであって、意見が同じなら元の医師に帰るものであり、転医するためのものではないと医療者は考えています。ところが実際には、セカンドオピニオンを求める場合、転医希望も多いようです。その場合には、転医希望である旨とその理由を、セカンドオピニオンとして意見を求めた医師にしっかり伝えましょう。ただ、受け入れる側にも事情があったり、転医が患者の利益にはならない場合もあります。がんなら専門病院に行けばいいというものではないことも、分かっておいてください。

〈4〉

緩和ケア、なぜ大切なのか

前がん研有明病院 緩和ケアセンター長　向山　雄人

がん医療は近年、患者の身体と心に優しいものへと変貌を続けています。その動きの中心を担っているのが、緩和ケアです。

監修者紹介

向山 雄人

がん医療の柱の一つになった緩和ケアのゴールは、がんと診断された時から、心と体の苦痛を取り除きQOLを高めること、そして「がんとの共生時間」を可能な限り延ばし、「天寿がん」の概念を達成することです。開院以来、当科は「緩和ケア・ファースト」をモットーに、外来・チーム・病棟で早期からの緩和ケアを施行しており、その成果は「がん対策基本法」成立に貢献しました。今後もがん患者さんとご家族に貢献できる診療、教育、研究、啓蒙活動を続けていきます。そして私は今、がん研での経験を生かし、黎明期にある「がん在宅医療」を普及させるため、クリニックで訪問診療と外来診療を頑張っております。

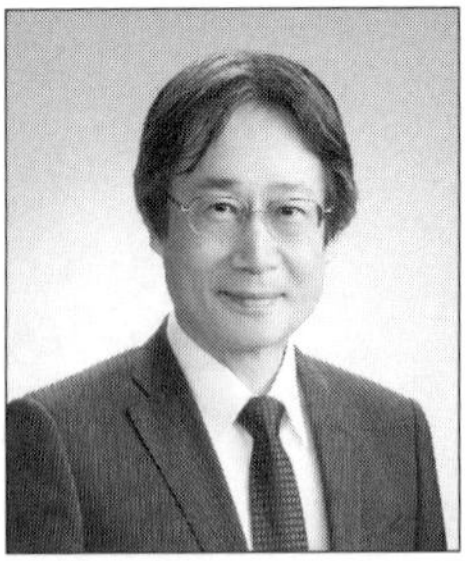

むかいやま・たけと● 1981年東海大学医学部卒。米マサチューセッツ工科大学（MIT）がん研究センター研究員、癌研究会附属病院化学療法科・癌化学療法センター臨床部医長、都立駒込病院化学療法科医長、都立豊島病院緩和ケア科・腫瘍内科医長、がん研究会有明病院緩和ケア科部長、同センター長を経て、2015年医療法人社団三育会新宿ヒロクリニック在宅緩和ケアセンター長（大久保）・東京がんサポーティブケアクリニック院長（新橋）。東海大学客員教授兼務。

1　早く始めると苦痛が少なく、長生きできる

がんの緩和ケアは苦痛に対処しＱＯＬを上げる医療

まず、がんの緩和ケアが、なぜ大切なのか、章タイトルに対する答えを言いましょう。適正な緩和ケアを早くから受けることで、がんが再発・転移しても苦痛が少なく長生きできるからです。

ＷＨＯ（世界保健機関）は、二〇〇二年に緩和ケアを「生命を脅かすがんなどの病に直面している患者と家族が抱えている身体的、精神的、社会的、スピリチュアルな苦痛を早期に診断し、適正に対応・治療することで、ＱＯＬを向上させる医療」と定義しています。

身近な感染症や軽いケガであれば、しばらく我慢して治療を受けていれば、短期間で健康な身体に戻れます。これに対してがんが転移・再発した場合は、決して楽でない道のりが続くことを覚悟しておかなければなりません。がんが転移・再発した場合、人生の仕上げの時期が思いのほか早く訪れるか、長くがんと共生できるか、それは人それぞれです。

いずれにしても、がんに伴う心や身体の苦しさを我慢して日々過ごすより、がんと共生しつ

つ、可能な限り苦痛なく日常生活を過ごす方が良いことに異存ある方はいないと思います。
なお、緩和ケアを担当する診療科名には、緩和ケア科、緩和医療科、緩和治療科、ホスピスケア科など、様々な名称がありますが、本質は同じなので、本書では、緩和ケアで統一します。

転移・再発を診断されたら緩和ケアを始める

ＷＨＯは、一九九〇年の時点では緩和ケアを「がん治療が効かなくなった患者に対する全人的なケア」と定義していましたが、その後、前述しましたように、二〇〇二年の声明で、「がん治療の早期から開始すべき積極的な医療」と、がん治療の中心的存在へ位置づけを転換しています。転移・再発と診断された時点から、抗がん剤治療などと同時に開始すべき医療が緩和ケアなのです。

世界のがん医療をリードしている、米国臨床腫瘍学会（ＡＳＣＯ）も一九九八年に「がん治療医は、単にがんだけを見た抗腫瘍治療に囚（とら）われるのではなく、がんに罹患した患者に対しては早期から最期まで継続した緩和医療・ケアを行うべきである」との声明を出しています。

我が国でも、「がん対策基本法」で、がん治療における早期からの緩和ケアの介入と、がん診療に携わるすべての医師が緩和ケアの概念を理解し、緩和ケア研修会を受講して一定レベルの緩和ケア診療技術を習得することが義務づけられました。全国で多くの医師が研修会を受講しており、近い将来、がんのステージや治療の場を問わず、早期から、いつでも、どこでも、切れ目なく、一定レベルの緩和ケアを受けられる国になると期待されています。

2　その痛み、我慢は禁物です

がんの痛みは我慢すると、どんどん強くなる

転移・再発固形がんでは、発現する時期や強さに個人差はあるものの、ほとんどに痛みが伴います。がんそのものによる痛みの他に、手術、放射線、抗がん剤など治療による痛みもあり、原因はさまざまで、複数の原因で起こっている場合も少なくありません。

日本人は我慢を美徳と考えがちですが、こと痛みに関する限り我慢して良いことはありません。がんの痛みは持続し、次第に強くなっていきます。我慢すると脳神経系が痛みを記憶してしまい、鎮痛薬などで治療を開始しても、すぐに痛みが消えないこともあります。また、痛みは不眠、食欲不振、不安、抑うつなどの原因となり、これらの症状がさらに痛みの感じ方を増強して、「痛みの負のスパイラル」に陥ります。その結果、心身ともに衰弱・消耗し、ＱＯＬは低下、抗がん剤治療を受ける体力もなくなってしまいます。その結果、余命まで短くなる場

合もあります。

痛みがコントロールされなければ、患者を見守り支えている家族のＱＯＬやメンタル面も下がってしまいます。すなわち家族全員が苦しむことになります。

痛み治療の三つの目標

がんの痛みの治療の第一目標は、夜痛みがなく眠れる。第二目標が、日中の安静時に痛みが出ない。そして第三目標が、身体を動かしても痛まない、です。

がんの痛みの世界標準治療は、一九八六年に公表された「ＷＨＯ方式がん疼痛治療法」です。軽い痛みには、非ステロイド消炎鎮痛薬（ロキソプロフェンやアセトアミノフェン）から開始します。これだけで痛みが十分に消えない時はモルヒネなどの医療用麻薬（オピオイド鎮痛薬とも言います）を追加します。

ところが我が国は、単に緩和ケア後進国であるだけでなく、痛みの治療に関しても遅れています。オピオイド鎮痛薬をうまく使いこなせる医師が少なく、国民の間にも、モルヒネに対して、「中毒になる」、「廃人になる」、「気が変になる」、「死を早める」、「死の直前に使用する薬」など、多くの誤解があります。結果として、先進国中医療用麻薬の使用量が最も少ない国になってしまいました。

実際には、適正にモルヒネを使用することは苦痛緩和と延命に寄与する、との複数の研究報告が海外から示されています。

医療用麻薬の上手な活用

モルヒネに加えて近年では、オキシコドン、フェンタニルという二種類の医療用麻薬も開発が進んで使いやすくなりました。患者の症状や副作用などに合わせ、内服薬、貼付薬、座薬、注射剤、舌下錠などと使い分けできます。

医療用麻薬は痛みが和らぐ限り上限はなく、患者によって適量は異なります。はやりの「オーダーメイド治療」の元祖とも言えます。

ただ、がんが神経を圧迫したり傷つけた場合は、医療用麻薬だけでは取れない「神経障害性疼痛」が出ます。この痛みに対しては、非ステロイド消炎鎮痛薬、医療用麻薬に加え、鎮痛補助薬を併用します。鎮痛補助薬には、本来は痛み止めではない、抗けいれん（てんかん）薬、抗うつ薬、抗不整脈薬、ステロイド剤などがあります。医師がこれらの薬を処方した際、「てんかんやうつ病ではないのに」と思われるかもしれませんが、あくまでこれらの薬が持つ特殊な作用機序を利用して難治性の痛みに対処しているので誤解しないでください。

痛みの原因によっては、放射線治療、神経ブロック（硬膜外神経ブロック、くも膜下神経ブロックなど）、ビスフォスフォネート製剤、インターベンショナルラジオロジー（ＩＶＲ）、手術なども用いられます。

骨転移に対する放射線治療の奏効率は高く、鎮痛薬を減量したり中止したりできる場合も少なくありません。

また、ビスフォスフォネート製剤は、外来で四週間に一回一五分の点滴を受けることで、さまざまながんの骨転移の疼痛を和らげたり転移した骨の病的骨折を予防できます。ただ、抜歯を受けた患者などには、稀に顎骨壊死（がくこつえし）という重篤な副作用が発現するので、使用前には歯科を受診しましょう。

3　上手に痛みを伝えよう

がん疼痛治療は患者と医療者の共同作業

痛みは、採血などの検査では分かりませんので、自分から訴え出なければ医師に気づいてもらえません。主治医にどんどん遠慮なく伝え、対処してもらいましょう。

どこに、いつから、どんな時に、どのような強さで、どのような感じ方の痛みが、どれぐらいの時間持続するのか、痛み止めが効くのかなど、自覚症状に関する情報は、その原因や画像検査による原因の同定、さらに治療方針の決定などを探る重要な糸口になります。最低限、次の三点はメモなどに書いて外来診療の際などに伝えてください。

①痛みの部位

②痛みの強さ

③痛みの種類、感じ方

次頁の表に痛みを伝える表現例を列記しました。さらに同時に伝えていただけるとよい情報や、その表現の例もまとめてあります。気がついた時にノートやメモ帳に書き留めておいて下さい。

痛みの上手な伝え方

痛みの強さを表す際には、いろいろな「スケール（ものさし）」が使われます。

図:痛みを表すスケール 印をつけてください。

NRS（Numeric Rating Scale） 数値評価スケール

0〜10で痛みの強さを表す

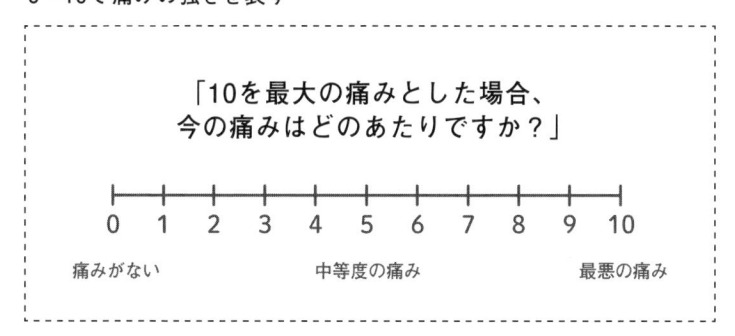

「10を最大の痛みとした場合、
今の痛みはどのあたりですか？」

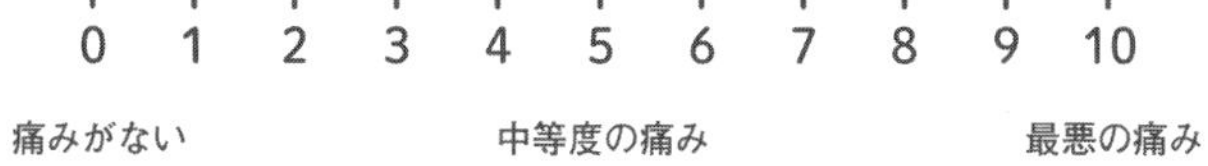

前頁の図は、痛みを数値化して患者と医療者の間で痛みに関する情報を共有するために使われるスケールの一つ「ＮＲＳ（Numeric Rating Scale）」です。

ＮＲＳでは、これ以上考えられない最悪の痛みを「一〇」、全く痛みがない状態を「〇」として、現在抱えている痛みの強さがどの程度なのかを評価・診断します。これですとごく弱い痛みも「一」と表せますし、例えば、「今は一ですが、昨夜寝る前はとても痛く、七の痛みだったので、痛み止めを飲んで寝ました。よく眠れて、起きた時には三まで軽くなっていました」などというように、痛みが出る時間帯や薬の効果も伝えやすいですよね。

ここで大切なことは、鎮痛薬を使用した前と後で痛みの強さがどう変わったかです。

この情報により、医療者は、現在使用している鎮痛薬が適正・適量なのか、または薬を変えたり、量を調整する必要があるのかなどを判断できるのです。

がん疼痛治療は患者と医療者の共同作業であり、両者が良いコミュニケーションを持てるか否かによって、円滑に治療が進行するか否かも決まってくると言えましょう。

表:痛みを伝える表現例

痛みはいつから、痛みの出たきっかけ	○週間前から、○日前から、○時間前から、長時間歩いた後から、重いものを持った時から、転んだ時から
どんな時に痛みが強くなるか	動いた時、長時間座った時、寝返りを打った時、呼吸をする時、触れた時、いつでも
どんな時に痛みが楽になるか	じっとしている時、横になっている時、座っている時、お風呂に入っている時
痛みの種類、感じ方	うずく、刺すように、しめつけるように、だるい、しびれる、冷たい/熱い ズキズキ、キリキリ、チクチク、ピリピリ、ヒリヒリ
痛みの影響	眠れない、食欲が出ない、動けない、不安になる、イライラする
痛み止めの効果	よく効いている、少し効いている、途中で効き目が切れる、だんだん効かなくなってきている、効かない(痛みの強さは変わらない)
痛み止めの副作用	吐き気、便秘、眠気、胃の痛み

4　対象は痛みだけではない

栄養の摂取障害を改善

消化器がん、婦人科がん、泌尿器がんなどが腹膜に転移し、がん性腹膜炎・腹膜播種（はしゅ）を起こした場合や、胃の出口や十二指腸が周囲のがんやリンパ節転移で狭くなった場合、さらに治療の影響で消化管に障害を来たした場合には、食欲不振や腹痛、吐き気、嘔吐、便秘などの症状が現れて、ＱＯＬ低下や栄養障害などの原因になります。

口から、また病態によっては胃瘻（いろう）（ＰＥＧ）から食物を食べる、栄養を投与することは、実は免疫力の点でもとても大切なことです。

体内の免疫系で重要な役割を果たすリンパ球の半分は腸の粘膜に存在しており、腸管粘膜を適度に刺激することで免疫力がアップするからです。

便秘を改善すること、食生活を工夫すること、口腔ケアなどは、日頃から心がけて下さい。

消化管閉塞（腸閉塞）を起こすと、ガスや便が出ない、吐き気が続く、食事をした直後に腸をねじられるような腹痛が起こる、などの状態になります。さらに消化管が飲食物や消化液などで満杯になると、吐き続けます。

この場合すぐに絶飲食にして、点滴で水分や栄養を管理しつつ、消化管内に溜まったものを胃管やイレウス管で外へ出します。さらに薬物療法として、消化管閉塞改善薬のオクトレオチドの持続投与、ステロイド薬の点滴などを開始します。

全身の状態や病態によっては、胃の出口や十二指腸にステントと呼ばれる網状の筒を内視鏡で留置したり、狭窄・閉塞を解除するバイパス手術を行う場合もあります。

腹水が大量に溜まった場合は、外来や入院で適当な間隔で腹部に細い管を入れて排液します。排液しても大量の腹水が短期間で溜まってしまう場合には、腹水濾過濃縮再静注法（CART）という方法を用いる場合があります。一度に数リットルの腹水を抜いて、フィルターでアルブミン、グロブリンなどの大切な成分だけを濾し数百ccに濃縮したものを点滴で体内に戻します。ちなみにこの治療は保険適用になりました。

まだ研究段階ですが、腹腔内と上大静脈を体内でカテーテルでつなぎ、腹水を血管内へ還流させる腹腔静脈シャントという方法もあります。

呼吸困難を和らげる

肺がんやがんが肺に転移したり、がん性胸膜炎・胸膜播種（胸水貯留）により正常の肺組織が機能しない時などに前面に出てくる症状が呼吸困難感です。

呼吸困難感治療の第一選択が、先ほども説明したモルヒネ投与です。これに、ステロイド剤、抗不安薬の併用投与と適量の酸素吸入、上半身をやや上げた体位などの工夫、部屋の換気をよくするなどで症状を緩和できます。

胸水が胸に溜まった場合は外来で細い管を胸腔内に入れて胸水を排液する方法や、入院して胸腔内に太い管を入れて十分に排液して肺を膨らませた後に免疫賦活剤などを注入する胸膜癒着術と呼ばれる治療法があります。肺を包んでいる膜と肺がうまく癒着すると、胸水が溜まらなくなることもあります。

心を和らげる治療

患者や家族にとって身体の苦痛を和らげるのと同じくらい重要なのが、心理精神的な面の治療です。多くの患者さんは不眠、不安障害、適応障害、抑うつ・うつ病など心のダメージを受けます。

心と身体は絶えず対話をしており、心の苦痛が増強すると身体の苦痛も強くなります。身体症状と同様にメモをしておき、外来診察時などに主治医や看護師に言ってください。

主治医や看護師が専門医の介入を必要と判断した場合は、精神腫瘍科医（腫瘍精神科医）、臨床心理士、心の問題を専門に扱うリエゾン看護師など、心の治療・ケアの専門スタッフを紹介してくれるはずです。

専門スタッフによる心のケアの基本は、不安や落ち込みについて専門家に話す「カウンセリング」です。

早く始めると延命効果

二〇一〇年、抗がん剤治療に早期から緩和ケアを併用すると有意な延命効果が得られるとの論文が発表されました。

米国ハーバード大学の付属病院の一つである、マサチューセッツ総合病院で行われた臨床研究の報告でした。

方法は、転移性非小細胞肺がんに罹患した外来通院治療患者を、「腫瘍内科医が抗がん剤治療だけを外来で行う群」と、「腫瘍内科医による抗がん剤治療に加えて、緩和ケア専門医、緩和ケア専門看護師などから構成されたチームによる緩和ケアを早期から並行して外来で行う群」の二群に無作為に振り分けて治療を行い、両群間の症状、ＱＯＬ、そして生存期間を比較しました。

結果は、早期からの緩和ケア併用群で、抑うつや不安などの精神症状の発現が有意に少なく、ＱＯＬの点でも有意（ゆうい）（統計で、偶然とは考えづらい差があること）に優っていました。さらに、驚くべきことに、生存期間に関しても有意な延命効果が認められました。

がん治療が変わるかも

六三頁コラムでご紹介した研究結果が、日常の抗がん剤治療、さらには新薬の治験や比較試験のデザインに及ぼす影響は非常に大きいと言えましょう。

第一点として、同じプロトコールの抗がん剤治療を行っても緩和ケアの質が高い施設での治療成績が良くなること、第二点として、新規抗がん剤の治験や複数の治療法の比較臨床試験の結果に緩和ケアの介入や質の問題が影響すること、第三点として、転移性固形がん治療で、最初に開始するファーストラインの標準的化学療法が効かなくなった場合、質の高い緩和ケアを提供できる環境のある場合は抗がん剤治療を受けず症状緩和に徹するという選択肢も出てくることが挙げられます。

薬を併用した方が良い場合には、症状に応じて、睡眠導入剤、抗不安薬、抗うつ薬などが処方されます。やめられなくなるのでは？　と心配かもしれませんが、医師の指示通りの飲み方を守っていただく限り、医療用麻薬と同様に全く心配ありません。

また、自分の心身を意識的にリラックスさせる「リラクセーション」法を習得することも良いでしょう。不安、緊張感、抑うつ気分を和らげるだけでなく、寝つきを良くしたり、痛みを間接的に軽くするなどの効果も期待できます。

この中には、他の疾患で用いられている呼吸法や軽いダンスなど、最初に練習が必要なものもありますが、一度覚えると、一人でいつでもどこでもできるようになります。

海外では、アロマセラピーマッサージが不安障害やがん倦怠感に有効であること、鍼（はり）治療が吐き気や痛みを緩和することなどが、臨床研究で検証されています。その他、漢方医薬、リハビリテーション医学、栄養療法も緩和ケアにおける治療の一環として導入すべく、研究されています。

5　どこで受ける？ 広がる選択肢

進化する緩和ケア病棟の役割

症状が強く、専門性の高い緩和ケアを受ける必要がある場合には、緩和ケアに精通した医師を受診することが大切です。

がん診療連携拠点病院には、緩和ケア外来や緩和ケア病棟がなくても、身体症状を担当する医師、心理精神症状を担当する医師、薬剤師、看護師から構成される「緩和ケアチーム」が存在し、各科の依頼で病棟などへ出向き診療を行っています。

緩和ケア病棟は、いまだに亡くなる直前に入院する病棟、入ったら死ぬまで出られない病棟というイメージを持っている方も多いと思いますが、時代は変わりました。

現在、緩和ケア病棟はＰＣＵと呼ばれ、がんの病期にかかわらず、一般病棟では十分に対処できない強い症状がある場合に入り、症状が改善したら一般病棟に戻ったり、外来通院へ移行したりするため使う病棟となっています。術後や重篤な病態管理が必要な時に使用するＩＣＵ（集中治療室）や重篤な心臓疾患治療時に使用するＣＣＵ（冠疾患集中治療室、内科系集中治療室）などと同様の存在なのです。

転移・再発と診断された時点で苦痛が強い場合は、まずＰＣＵで症状を緩和してから、各診療科の病棟や外来で初回の抗がん剤治療を開始したり、抗がん剤治療中でも、苦痛が強まったらいったんＰＣＵへ入院し体調を整えてから再度、抗がん剤治療を再開するということができます。さらに、すべての抗がん剤が効かなくなっても、症状の強さや自宅で看病する家族の休息（レスパイト）を含めて入・退院を繰り返すなど柔軟な対応が可能なのです。

緩和ケア病棟のある施設は、インターネットで、国立がん研究センターのホームページ（がん対策情報センターがん情報サービス）や、日本ホスピス緩和ケア協会のホームページを見ると調べられます。

尊厳あるソフトランディングへの挑戦

病態が安定していれば、病院へ入院して行っていた経管栄養、中心静脈栄養、酸素療法や症状緩和治療・ケアが自宅でも可能な時代になりました。ベッドなど医療用機器のレンタルも迅速に進むようになっています。

住み慣れた自宅で家族やペットに囲まれ気持ちが穏やかになることで、痛みや苦しみが和らぐことも多いのです。

在宅緩和ケアの需要の高まりに伴い、在宅医療に力を入れる開業医や訪問看護ステーションは増え、かつては点だったものが線になり、さらには面になった地域も少なくありません。今後のさらなる整備が期待されます。

がんに伴うさまざまな苦痛を緩和する薬剤や機器の開発と新たな治療・ケアの方法に関する研究は近年、急速な進歩を遂げており、緩和ケアは手術、抗がん剤治療、放射線治療を支える土台として、診断された時点から開始するがん医療の柱の一つとして認識される時代に入りました。

転移・再発がんに罹患したすべての患者が、たとえ治癒できなくても可能な限り長期間、共存でき、旅立つ直前まで心身共に穏やかな当たり前の毎日を過ごし、そして尊厳あるソフトランディングをできる時代が一日も早く来るよう、緩和ケアに携わる医療者たちの絶え間ない挑戦は続きます。

「がん研」ここがポイント 2

術中迅速診断もお任せの病理部

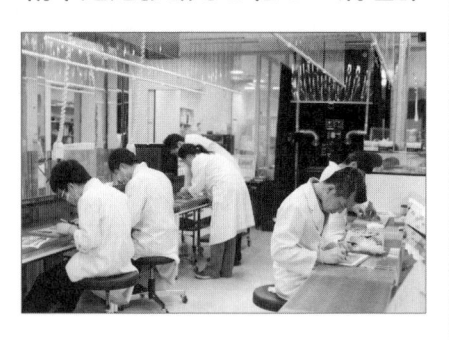

がん研有明病院の病理部には一六人の常勤スタッフがいます。診療時間中は当番が常時待機しており、手術室や外来診察室から出てくる検体を直ちに病理診断しています。検体を数の制限なく、また事前予約なしに受け付けて病理診断できる病院は国内でも極めて珍しく、採取した組織にがん細胞が含まれるか否かすぐ判定がつくため、外科の医師たちが精密な手術を行うことのできる背景となっています。

〈5〉 栄養、なぜ大事なのか

がん研有明病院 消化器センター胃外科部長 比企 直樹

「医食同源」の言葉通り、日頃から食事と健康は切っても切れない間柄。がんであればなおさらです。栄養状態こそ治療やＱＯＬを左右するカギかもしれません。

監修者紹介

比企 直樹

がん治療は大きく舵を切る必要に迫られています。

抗がん剤、手術、放射線治療この3大治療を効率よく安全に続けるためには何をしたらよいか？　がん治療を穏やかな思いで受けるためには何が必要か？

それは、副作用、合併症を減らすことでしょう。そんなことに私は注目をしています。

「栄養」は大切ではあるが、何のために大切か？　具体的な目的がおぼろげでした。しかし、近年、それが少しずつ分かってきて、がん治療を円滑に進めることに役立つようになってきました。

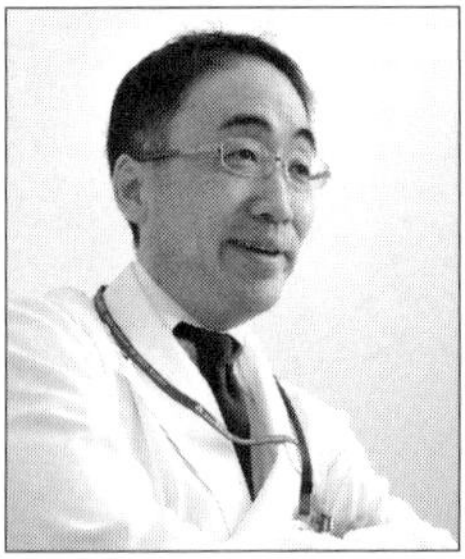

ひき・なおき●1990年 北里大学医学部卒業、93年 東京大学附属病院分院助手、98年 東京大学大学院医学系研究科博士課程修了、2005年がん研究会有明病院消化器外科医員、07年 同医長、12年栄養管理部長(兼務)、消化器外科上部消化管担当副部長、13年同胃担当部長。15年同胃外科部長

1　治療を可能にし、効果を上げる

栄養状態が治療効果に直結

古今東西、老いも若きも、多くの人にとって食べることは大きな楽しみの一つです。それもそのはず。ヒトは外から栄養を摂らないと死んでしまいますから、食べるのを忘れないために、栄養不足だと不快感を、食べた時には快感を感じるよう、本能的に仕向けられているのです。食べること、それは生きることと言っても過言ではありません。

基本を押さえておきましょう。食事から私たちが取り出している栄養素の役割は、大きく三つに分けられます。①**エネルギー源となる**、②**体の材料となる**、③**体の調節をする部品となる**、です。

エネルギー源となるのは、主にお米やパンなどの炭水化物（糖）と、脂肪（あぶら）です。健常な人が摂取する炭水化物と脂肪の比率は、カロリーで三対一程度、重さにして七対一程度になるのが望ましいとされています。一方、体の材料として大量に使われるのが、肉や魚などのタンパク質です。タンパク質はアミノ酸がつながったもので、これも余ればエネルギーになります。カルシウムや鉄、亜鉛などさまざまなミネラル（無機元素）も体の材料になります。そして、体の調節分野で主に働くのがビタミン類です。

これらの栄養素、もちろん足りなくてもいけませんが、摂り過ぎても問題が出てきます。それに、元々人間の体は非常に複雑で、ある物質が時と場合によって違う役割を果たしたり、物質相互の組み合わせ次第で違いが出たりします。ですから栄養素の絶対的な量を気にするよりも、バランスよい摂取を心がけたいものです。その上で、体調に関係のありそうな栄養素を足したり引いたりしてみるのがオススメです。

特に、体に傷や病気を抱えている場合は、栄養状態が治療に直結します。

栄養不良が免疫機能の低下の要因

栄養不良は、免疫機能が低下する大きな要因の一つです。エネルギー源やビタミン、ミネラルなどの不足により、免疫細胞の機能や活性が全般的に低下してしまうのです。それにタンパク質などが十分でなければ、体を治す材料が調達できないことになります。

例えば外科手術の後も、栄養不良だと合併症の発生率や死亡率は高くなることが知られています。ですから「がんだけ見れば手術で切り取ってしまうのが最善だろう」という場合でも、栄養状態が許さない限りそれはかないません。逆に、栄養管理次第で術後の回復を早めることも可能です。

要するに、治療の選択肢が広がるか狭まるか、少なからず栄養状態にかかっているのです。手術の後に栄養を適切に補給するのは当然としても、術前の栄養管理も同等に重要というわけです。

もしも口から摂る「経口摂取」が難しいならば、静脈から血液に栄養を直接注入する「静脈栄養」や、管を通して胃や腸に栄養剤を流し込む「経腸栄養」といった手段も考えられます。ただしこの静脈栄養と経腸栄養、管を通して体に栄養を送る点では似ていますが、実のところ体への影響は全く違ってしまうようです。

腸の大切さ

かつて、食べられない患者に対しては「中心静脈栄養」（略してＩＶＨあるいはＴＮＰ）が多く行われてきました。それによって食事ができない患者も救えるようになりました。しかし、経腸栄養はもっと優れています。例えば抗がん剤治療を受ける前にお腹から胃に穴をあけて流動食を送り込む「胃瘻（いろう）」をあらかじめ作っておき、その後の栄養不足を補ったところ、大半の人が治療を最後まで受けられるようになって生存率も上昇したという報告があるのです。

どうしてでしょうか。

腸の粘膜には免疫細胞が数多く存在します。静脈栄養に頼って腸を使わないと、一週間程度でもう腸の粘膜がただれて、免疫機能が落ちてしまいます。腸内細菌や毒素が体内に侵入して炎症を起こすことも。また栄養素が体内で活性化するには正常な代謝が必要ですが、腸管の粘膜はその代謝の起点でもあります。

経腸栄養なら、腸の免疫細胞の働きも栄養の吸収もよく保たれ、結果、静脈栄養より治療後の経過もよく、入院期間も短くて済むのです。

2 食べても痩せる、それが悪液質

がんになると体重が減る理由

栄養状態がケガや病気と闘うのに非常に大切であることは、お分かりいただけたと思います。要するにきちんと食事すればいいんだよね、と思ったかもしれませんが、がんに限っては、もう少し厄介です。健康な時と同じような食事をしていると、栄養不良になってしまうのです。

昔からがん患者は食事をきちんと摂っているのに、どんどん体重は減少することが知られています。がんの診断時で既に約半数、最終的には八割以上の患者に体重減少が見られます。

もちろん、がんの進行や治療から消化管が狭くなったり、抗がん剤治療などによる食欲不振、告知による精神ストレスなどで、「食べられない」から痩せるというのもあります。

しかし普通に食べていても、痩せて元気がなくなってくるということがあるのです。これは「がん悪液質」に向かっている人の特徴です。

「悪液質」とは、がん細胞の刺激で過剰に分泌される炎症性サイトカイン（免疫細胞間の情報伝達を担う物質のうち、炎症反応を誘発するもの）やホルモンによって、代謝異常、慢性炎症、免疫異常、内分泌異常、脳神経異常などが次々と起きている状態を指します。

慢性炎症が体脂肪や筋を分解する

風邪のような軽い病気でも、喉や鼻の炎症、発熱が続けば体力を消耗しますよね。この炎症のずっと続くのが慢性炎症です。画像診断などでは分かりませんが、自覚症状もないがんの初期から、体中でボヤ程度の火事のように起きています。そのままにしておくと、内臓や筋肉の細胞が通常以上にエネルギーやタンパク質を消費し始めます。それだけでなく、炎症性サイトカインは、摂取した栄養素を消化吸収する際にも障害をひき起こす（詳しくは次項）ため、体は不足したエネルギーや栄養を補うために体脂肪や筋肉を分解して利用するようになるのです。

また、食欲がなくなる、味や匂いがおかしい、食べものがしみる、吐き気といった症状をもたらして、箸を遠のかせます。こうしてますます体重を減少させるというわけです。

悪液質の影響は体重減少にとどまりません。倦怠感や疲れやすいなどといった症状が現れ、治癒力や免疫力も低下します。合併症のリスクが高くなる他、がん細胞の転移や成長を促進したり、抗がん剤への反応を悪くするなど、がん細胞自体の悪性化にも関与しています。最終的に体は痩せ衰え、精神も消耗した厳しい状態になっていきます。こうして患者のＱＯＬが低下し、生存期間が短くなることが明らかとなっているのです。実際、悪液質が見られる非小細胞肺がん患者では、体重減少度に比例して、生存期間が短くなることも報告されています。

抗がん剤の効果を減らす「悪液質」

抗がん剤に対する反応が悪いのは、炎症性サイトカインが抗がん剤を分解・解毒する酵素の働きを弱め、薬物代謝を下げるためです。効かないばかりか、薬剤が体内に長期間留まることにもなり、抗がん剤の副作用がひどくなることも。本当に勘弁してほしいものです。

免疫力の低下による落とし穴もあります。日和見感染症です。疾患や加齢などによって免疫力が低下していると、普通なら感染しないような弱毒菌によっても病気が発症してしまうことを言います。がんが進行してくると、こうした日和見感染も馬鹿にできません。体力をますます奪われ、間接的あるいは直接的に、〝人生の仕上げの時期〟が早められてしまうのです。

がんは、肺や肝臓などが腫瘍で占拠されて臓器不全を起こすことでも命を奪われる病気ですが、真の怖さは、体の中で密かに進行して心身の本質的な衰弱・消耗を起こす「がん悪液質」にあるというわけです。逆に悪液質を改善できれば、QOLや免疫力が向上し、より未来への希望が持てるようになります。

3　悪液質を和らげる、それも栄養の働き

タンパク質の補給で悪液質の改善をはかる

この恐ろしい、がん悪液質状態を、防いだり改善したりすることも可能です。がんそのものの治療に加えて、慢性炎症を抑制する、筋肉減少を最小限に留める、などの措置を行うのです。その際に武器となるのが、栄養です。

単に栄養状態が悪くて痩せているのとは違って、悪液質の場合は強制的にカロリーを与えたとしても、体重は戻りません。米国でかつて、進行膵臓（すいぞう）がんを対象に一日に三〇〇〇キロカロリーの点滴を行う臨床試験が実施されたことがありますが、結果は、体重増加は三割に見られただけで、残りは良くて現状維持、ともすれば減少してしまったのです。栄養が与えられても、

それを体に取り入れることができないのです。

がん細胞は好んで炭水化物由来のブドウ糖をエネルギー源として利用し、副産物として乳酸を作り出します。患者の側は多大なエネルギーを使ってその乳酸を再びブドウ糖に変換するのですが、それをまた、がん細胞が利用してしまうのです。炭水化物が過剰だと、がんはエネルギーを獲得する一方、患者自身はかえって多くのエネルギーを失ってしまうわけです。

また、がん悪液質では、がんと患者本人とでタンパク質の取り合いになりますから、栄養としてタンパク質を補給することが必要。筋肉のタンパク質の減少を食い止め、さらに筋肉の合成を促進します。

n―3（オメガ―3）系脂肪酸とn―6（オメガ―6）系脂肪酸の役割

一方、炭水化物やタンパク質と対照的に、一部のがん細胞はエネルギー源として脂質を利用することが困難なようです。しかし患者自身は、脂質を酸化させることでエネルギーを得ることができます。だったら高炭水化物食よりも高脂肪食の方が良さそうですよね。

そして、脂肪の種類によっては、悪液質を確かに改善できることが分かってきました。

食べ物に含まれる脂肪の成分には、脂肪酸というものがあります。ここで注目すべきは、n―6系（オメガ―6）脂肪酸とn―3系（オメガ―3）脂肪酸の二種。どちらもヒトが生きていく上で欠かせないのですが、体内では合成できないので食品から摂らねばなりません。n—6系脂肪酸は、菜種油、コーン油、紅花油、ゴマ油などに多く含まれます。どれもサラダ油としてお馴染(なじ)みですね。一方、n—3系脂肪酸の代表格がＥＰＡ（エイコサペンタエン酸）やＤＨＡ（ドコサヘキサエン酸）。魚の脂身に豊富です。動脈硬化を遅らせて心臓病や脳卒中を防ぐ成分としてご存じの方も多いかもしれません。

この両者、何より大事なのはバランスです。n—6系脂肪酸は炎症や腫れ、がんの転移を助長する性質を持っていて、n—3系脂肪酸はそれを抑制する働きがあるからです。健常な人でもn—6とn—3の比率が四対一になるように摂るのが良いとされています。

ところが、昨今の食生活ではどうしてもサラダ油を摂取する機会が多く、n—6系脂肪酸が過剰になりがち。n—3系脂肪酸も努めて摂るようにすることが大切です。

青魚を中心にバランス良い栄養を

特にＥＰＡは、炎症性サイトカインの働きを抑制し、必要な筋肉のタンパク質の分解を抑えるように働くことが分かってきました。一日二ｇの摂取で、体重減少や体力の低下を予防できると言います。

以上から、タンパク質とＥＰＡの補給を念頭に置いた食事が、がん悪液質を改善するのに有

サプリメントも上手に

食事ができる場合でも、必要な栄養素を食事だけで摂るのはかなり難しいもの。例えばEPAを一日二gという話も、クロマグロやエビで九〇〇g、メカジキなら二kgを食べなければならないのです。まして食欲がない時には、その何分の一だって無理かもしれません。そこで試していただきたいのが、健康食品やサプリメントです。

当然のことながら、「これでがんが治る」と謳(うた)っているような商品はいけません。が、お役所がお墨付きを与えている保健機能食品や、医師の判断で処方されたサプリメントであれば、指定の用法をきちんと守ることで栄養を効率よく摂取できます。バランスを考えた食事とこうした補助食品を組み合わせて、「食べる」ことから体力の維持・回復をめざしてみましょう。

**1日2gのEPAを
魚介類から摂取するのに
必要な量**

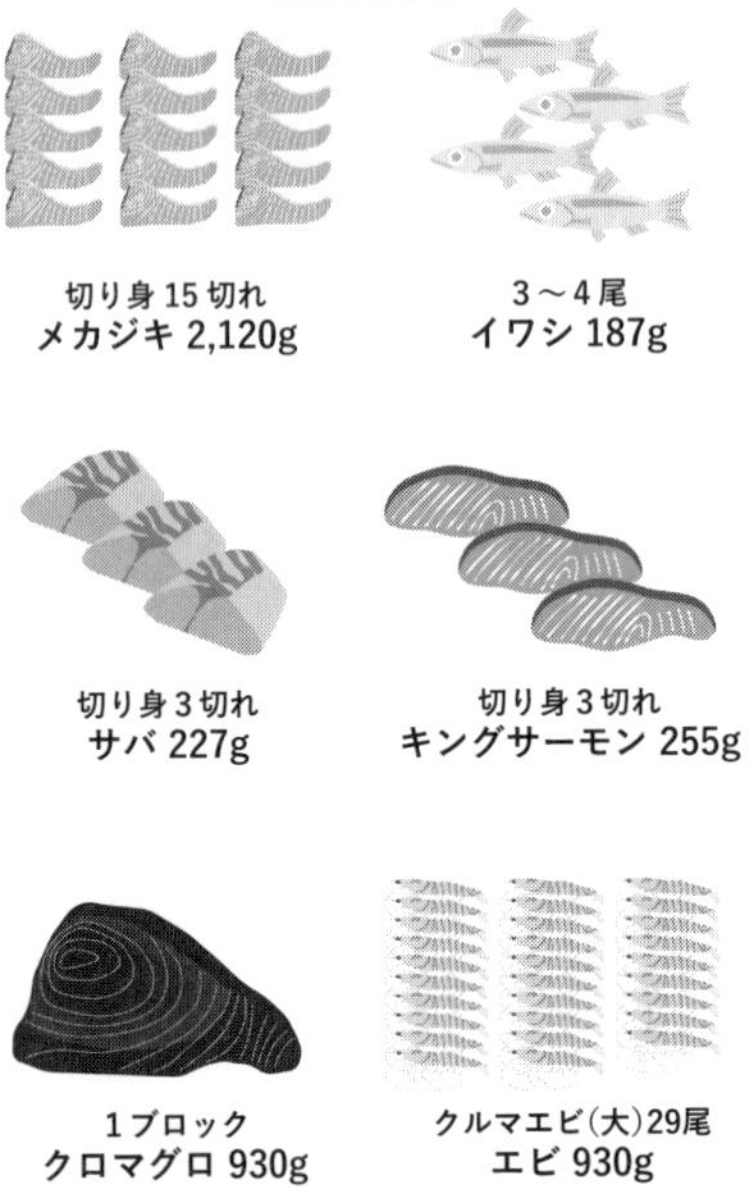

効と言えそうです。となるとやはり、イワシ、サンマ、アジ、サバといった青魚を積極的に食事に取り入れたいもの。もちろんどんな栄養素も食材も同じものばかり摂取するのはよくありませんから、ミネラルやビタミンなども含め、全体としてはバランス良く食べることも忘れないでください。

4 「食べる」ことの大切さ

栄養は、できるだけ口から摂る

ここまで見てきたように、適切な栄養をきちんと腸管経由で摂ることは、がんに打ち克ったりがんと共存していくために欠かせません。がんの種類や症状によって、通常の食事を取るのもままならない時には、緊急避難的に胃瘻を設置して備えることがあるのは説明した通りです。

しかし胃瘻にもスキントラブルや漏れなどの問題はつきもの。何より食事をすることで、回復への自信にもつながります。「口から食べて飲む」というヒトの基本的な栄養摂取が、さまざまな観点で本来ベストな方法であることは譲れません。可能ならば早期に経口栄養に戻すことが、回復への近道ともなり得るのです。

がんの進行や治療の副作用で食事が取りづらい場合も、飲み込む作業が可能なのであれば、まずは少しでも食べられるように色々工夫してみましょう。食べ物の固さや形状、調理法はもちろん、匂いが駄目という人も、冷ましてみると意外と食べられることもあるようです。少量で高カロリーの飲み物やゼリー、シャーベットなどを少しずつ口にするのでも構いません。最低限、腸を使うのを止めないため、という程度でもいいのです。好きなものを無理せず気負わず、大丈夫な範囲で、できれば楽しめるのが一番です。

このように、栄養管理は今や治療の一環と言うべきものになってきています。となると適切な栄養摂取を素人が自分や家族だけで行うのは、かなり難しいこともお分かりいただけるでしょう。

心強い専門家集団がＮＳＴ（栄養サポートチーム）

そこで頼りになるのが「栄養サポートチーム（ＮＳＴ）」です。主に入院患者に対して、病院全体でチーム医療体制を敷き、より効率的に栄養管理を実践するものです。メンバーは通常、医師、歯科医師、看護師、管理栄養士、薬剤師、臨床検査技師、理学療法士、歯科衛生士などからなっています。

ＮＳＴでは患者一人ひとりの栄養状態を調べ、栄養管理を必要とするかどうか判断します。

必要とする場合は、チームメンバー各々の専門性を生かして栄養療法を検討、実施します。そうして早期退院・早期社会復帰をサポートし、ＱＯＬ向上のお手伝いをしてくれるというわけです。

相談窓口が分からない時は、まずは主治医に訊いてみてください。最近では、「栄養サポート外来」を設ける医療機関も増えてきて、対象が広がっています。ぜひ積極的に活用しましょう。

「がん研」ここがポイント 3

臓器別のチーム医療

がん研有明病院の診療科は、従来の病院のような○○外科、○○内科ではなく、「消化器センター」「呼吸器センター」など、臓器別に分かれています。

患者さんが各診療科を渡り歩くのではなく、患者さんのもとに外科医も内科医も集まって治療しようというコンセプト（考え方、概念）の表れです。

消化器センターの隣に内視鏡検査室、乳腺センターの近くに乳房撮影装置や乳房専用の超音波検査室を配置するなど、検査の時も患者さんの移動が少なくなるよう配慮しています。

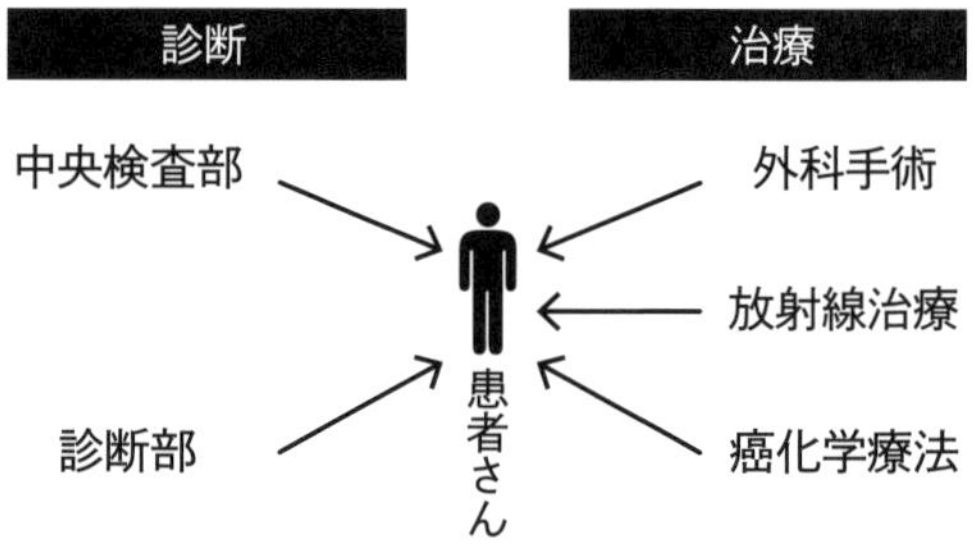

〈6〉抗がん剤、なぜ効くのか

がん研有明病院 消化器化学療法科部長 山口 研成

いよいよ積極治療の説明に入ります。まずは抗がん剤。なかでも「細胞毒」と呼ばれる主流タイプのものについて見ていきます。何がどう「毒」なのか――がんを封じ込める戦略にも色々あるんです。

監修者紹介

山口 研成

がん研に来て２年半、多くの患者さんに囲まれて、消化器がんの抗がん剤に取り組んでいます。

抗がん剤というとすぐ副作用が思い浮かんでしまうと思いますが、患者さんの QOL を低下させてしまうのががん自身なので、抗がん剤をうまく用いて良い時間を過ごしてもらうことが大切と思ってます。

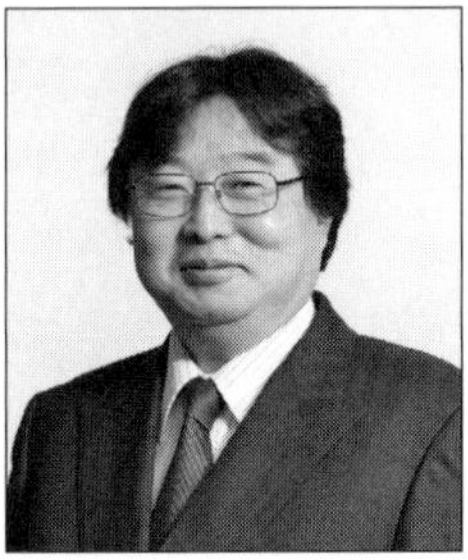

やまぐち・けんせい● 1990 年、防衛医科大学校卒業、自衛隊中央病院を経て 96 年、埼玉県立がんセンター臨床検査部医員、2005 年、同消化器内科副部長、13 年、同消化器内科科長兼部長。15 年から現職。

1　古典的な細胞毒タイプ

固形がんの手術と、抗がん剤での治療

がんといえば手術、そんなイメージを抱いている人も多いはず。

しかし既に解説してきたように、手術でエイヤっと丸ごと切り取ってしまえるのは、根治が望めるような、早期かつ原発部位に留まっている固形がんの場合のみです。

白血病など全身性のがん、あるいは固形がんでも血管やリンパ管を通じてがん細胞が全身へ回ってしまっている遠隔転移の場合や再発などの場合には、全身治療の抗がん剤投与で敵の細胞を減らす戦術を採ります。

手術を選択できた場合でも、術前にがんを小さくすることを目的に抗がん剤を使用したり、術後の病理結果によっては再発防止のために化学療法を行うことも多いのです。放射線治療の効果を高めるために抗がん剤を併用することも珍しくありません。

ですから、抗がん剤とその治療については、がんと診断された人なら誰でも知っておいた方がよさそうです。

抗がん剤は細胞の分裂・増殖時に作用

長く抗がん剤の主流だったのは、いわゆる「細胞毒」と言われるものです。

細胞が分裂する全過程あるいは特定の時期に投入され、細胞内の遺伝子に作用します。がん細胞は、正常細胞よりはるかに速く分裂・増殖するのが一般的で、分裂中の細胞では遺伝子のＤＮＡがほどけてむき出しになっているため、不安定で外からの影響を受けやすい状態にあります。早い話、細胞分裂中の細胞は通常時より死にやすいのです。

いきなり細胞分裂の話になってしまいましたが、細胞が分裂・増殖を繰り返していることは、皆さん学生時代に習ったかと思います。話の理解に必要なので、少々おさらいにお付き合いください。

細胞分裂は大きく二つの段階に分けられます。前半は、染色体の複製です。染色体が担っている遺伝情報をそっくりそのまま、分裂して出来る娘細胞に伝えるためです。染色体の実体はＤＮＡという物質で、この時、ＤＮＡの量も染色体の数も倍になっています。そして後半では、倍になった染色体が「紡錘体」と呼ばれる細胞器官の働きによって正確に半分ずつ、細胞の両端に分けられます。そういえば教科書にそんな図が出ていましたよね。続いて細胞そのものが二つに分かれ、親細胞と全く同じＤＮＡを持った娘細胞が二つ生まれるのです。

次項から、抗がん剤が、この細胞分裂にどのように働きかけるのか見ていきます。

2　がん封じ込め作戦あれこれ

抗がん剤のグループ

抗がん剤が、がん細胞に働きかける道筋（作用機序）には、いくつかのパターンがあり、現在一〇〇種類ほど使われている抗がん剤をグループ分けすることができます。代表的なものは**①アルキル化薬、②代謝拮抗薬、③白金製剤、④トポイソメラーゼ阻害剤、⑤抗がん性抗生物質、⑥微小管作用薬**といったところです。駆け足でご紹介していきます。

①アルキル化薬

抗がん剤の中では最も早く開発されました。マスタードガスという毒ガス兵器の研究の産物という、禍転じて福となったような薬です。体内に投与されると、ＤＮＡに炭化水素基（アルキル基）をくっつけて結合します。そうして二本鎖のはずのＤＮＡを一本鎖にしたり、二本鎖をほどけなくしてＤＮＡ複製を妨げ、がん細胞を破壊するのです。代表例は、世界中で最もよく使われているシクロホスファミド（エンドキサン）。乳がんや肉腫はじめ、ほとんどのがんで使われます。ブスルファンも白血病などに対する造血幹細胞移植などによく用いられます。

②代謝拮抗薬

この薬剤の多くは、構造がＤＮＡの材料（基質）と似ているのが特徴。そのため、ＤＮＡ複製に働く酵素が勘違いしてそちらに働きかけ、結果として複製が妨げられたり、あるいはそのまま取り込まれて異常なＤＮＡを作ったりします。がん細胞の分裂は失敗し、腫瘍が大きくならないどころか、時には小さくもなります。国内外で最も使用頻度が高いのは５―フルオロウラシル（５―ＦＵ）で、消化器がんをはじめ様々ながんに用いられます。

ＤＮＡ複製に必要な葉酸の代謝を阻害することでＤＮＡ複製を妨げるものも、代謝拮抗薬の中に含まれます。代表は「葉酸代謝拮抗薬」のペメトレキセド（アリムタ）。肺がん治療になくてはなりません。

③白金製剤

その名のとおり、薬の構造中に白金（プラチナ）が含まれています。投与されるとＤＮＡの二本鎖に白金が結合して橋をかけ、複製を阻害し、結果としてがん細胞を自滅させます。代表例はシスプラチン、カルボプラチンです。大腸がんなどにはオキサリプラチンが多用されています。

④トポイソメラーゼ阻害剤

トポイソメラーゼ阻害剤は、細胞分裂の際にＤＮＡの切断と再結合を助けるトポイソメラーゼという酵素の働きを妨げて、切断部位に入り込み再結合を阻止します。ＤＮＡが切断されたままの状態となり、がん細胞は死滅します。代表例はイリノテカンやエトポシドといったところ、さまざまながんに使われます。

⑤抗がん性抗生物質

抗生物質は土壌に含まれる微生物から作られたものです。一般的な抗生物質が細菌を死滅させるのはご存じですよね。それと同じように、がん細胞を死滅させる抗生物質がこの薬剤です。作用の仕方にはいろいろありますが、たいていは、がん細胞のＤＮＡ合成を阻害したり、ＤＮＡ鎖を切断するなどしてがん細胞を直接的に死に追いやります。よく使われるものとしては、ブレオマイシンやドキソルビシン（アドリアシン）、マイトマイシンＣなどが挙げられます。

さて、ここまでの五種類は、働き方はそれぞれでも、狙う相手はすべてＤＮＡです。それに対し、最後のグループはちょっと違います。

⑥微小管作用薬

「微小管」は、先ほどおさらいした細胞分裂で染色体の分離に働く「紡錘体」を作っているもの。つまり「微小管作用薬」は微小管に結合して紡錘体の働きを阻害し、細胞分裂を妨げて細胞を自滅させるものです。代表薬にビンクリスチンやパクリタキセル（タキソール）があります。

抗がん剤の投与の仕方

抗がん剤の作用機序（働きかける道筋）の違いによって、投与の仕方にも違いが出てきます。アルキル化薬と抗がん性抗生物質は「濃度依存性」の抗がん剤と言われ、がん細胞との接触時間は短くても、濃度が一定以上あれば効力は得られることが分かっています。マイトマイシンCなど、一回の点滴が三〇分程度で済むものだと、外来治療にも便利です。

一方、代謝拮抗薬やトポイソメラーゼ阻害剤、微小管作用薬は、「時間依存性」の抗がん剤と言われ、低容量を長期間あるいは何度も投与することになります。というのも、これらの薬剤は細胞分裂周期の特定の時期に効果を発揮するのですが、すべてのがん細胞の周期が一致しているものではありません。そこで薬剤を長時間、体内に存在させることが重要になるのです。

3　進行抑制をめざして

抗がん剤の主目的は進行を遅らせ延命すること

現在、抗がん剤で完治する可能性のあるがんとして、小児の急性リンパ性白血病（五年生存率七〇％以上）、精巣がん（同六〇％以上）、悪性リンパ腫（非ホジキン型、四〇～六〇％）、絨毛がん（必要に応じて手術も併用。ほぼ一〇〇％）などの報告があります。

ただ、抗がん剤のみで根治できるがんの割合はまだ小さく、進行を遅らせるということが抗がん剤治療の主な目的になります。それを期待できるがんには、乳がん、卵巣がん、骨髄腫、腎がん、慢性骨髄性白血病など、いろいろあります。一方で、脳腫瘍、膵がん、肝がんなどには、残念ながら今のところ効果を期待できる薬が出ていません。

また、進行を遅らせてくれる抗がん剤も、永遠に効くわけではなく、いつか効かなくなる日が来ます。「がんが薬剤耐性を持つ」と言います。

ある抗がん剤を使い続けていると、がん細胞自身が身を守るため抗酸化や解毒に関する遺伝子を発現させ、その薬の働きを抑える物質が細胞内に作られるようになるのです。がんに限らず、細菌に対する抗生物質や、農作物への害虫に対する農薬でも、同じようなことが起きるのをご存じかもしれません。

抗がん剤治療を受けている人にとって、耐性が出てくるかこないかは非常に大きな問題です。抗がん剤治療を中止せざるを得ない最大の原因と言ってもよいでしょう。逆に、耐性が出現せずに体に負担が少ない抗がん剤治療を続けられるとしたら、かなり長く、がんと共存して生き続けることができます。薬剤耐性の詳しいメカニズムの分かっていない抗がん剤がほとんどですが、今後の研究に期待したいところです。

複数組み合わせて、効果をできるだけ長続きさせる

がんの種類によって比較的よく効く薬とそうでない薬があり、また後述する副作用の出方も異なります。そのため作用機序の異なる薬を組み合わせることで、最小の副作用で最大の効果を得ようと、二つ以上の抗がん剤を組み合わせて使うことも多くなっています。この治療は「多剤併用療法」と呼ばれます。

例えば、肺がんには通常、白金製剤と他の種類の抗がん剤を組み合わせる併用療法が勧められます。増殖スピードが速くて不治の病のイメージが強かった小児がんも、多剤併用療法が進

歩した今では、約八割が治るようになっています。

また、ある機序の薬に耐性が出てしまった場合も、異なる機序の薬に切り替えることで治療を継続できることがあります。

投与の計画については、その時その時ごとに使う薬を選んでいくのでなく、あらかじめ長期的に決められ、それに従って行うようになっています。その計画を紙面に示したものをクリティカルパスと呼びます。薬の分量は多くの場合、体表面積あたりで決まっていて、患者の体重と身長から割り出します。

4　効果と副作用は常に一緒に考える

抗がん剤は少なすぎると効かず、多すぎると有害

抗がん剤は、飲み薬よりも注射や点滴が多いのですが、これは適切な量をきっちり血中に投与するためです。少なすぎると効かず、多すぎると有害で、その許容幅が狭いか、効くより先に有害となるからです。また、飲み薬だと人によって消化管での吸収率が違い、血中の濃度が違ってしまいます。そこで静脈注射などで全身に行き渡らせるのです。

抗がん剤は、急速に分裂・増殖するがん細胞がよりダメージを受けるのを利用しています。ところが正常細胞でも消化管の粘膜細胞や、骨髄細胞（造血細胞）、毛包細胞などは分裂・増殖が速いため、がん細胞と同じようにダメージを受けます。このため、吐き気（悪心）や嘔吐、口内炎、胃腸障害、脱毛、貧血、免疫力低下といった副作用が起きます。

消化管の粘膜細胞の場合、口内の粘膜がやられれば口内炎になり、胃腸の粘膜がやられると胃腸障害が出ます。同じように骨髄が破壊されると、赤血球の合成に支障が出て貧血になります。また、白血球やリンパ球が減少して免疫力が低下したり、血小板が減少して出血しやすくなります。これらは「血液毒性」とか「骨髄抑制」とも呼ばれます。さらに、毛包細胞がやられると毛が抜けます。なお、吐き気や嘔吐の仕組みは、実はまだよく分かっていません。

副作用を極力出さないスタンス

こうした副作用が強過ぎて、がんを叩けるほどの量の抗がん剤を投与できないことも多いのです。加えて、ＤＮＡを傷つけて正常細胞をがん化させてしまう可能性さえあります。

しかし、最近では抗がん剤治療の副作用をかなり軽減できるようにもなってきました。例えば、吐き気に対しては制吐薬、白血球減少に対しては「顆粒球コロニー刺激因子（Ｇ―ＣＳＦ）」という薬が使われたりします。免疫力が落ちて感染症の心配がある場合は、予防に抗生物質を使ったり、症状に応じて輸血や血小板輸血も施されます。副作用軽減を目的とした多剤併用も多く行われています。

医療者側の意識も昔とはだいぶ変わりました。「副作用はつきものだから我慢してもらうしかない」という考えから、今では「患者さんが耐えられないような副作用は極力出さないように」というスタンスになっています。

個人差が大きい抗がん剤の副作用

いずれにしても、チャンスにかけたいのであれば、自分の治療について十分に理解しないまま副作用の虚像に脅えるのはもったいないです。

副作用の種類や程度は、抗がん剤の種類や投与量、投与ルートによって違いますし、患者ごとに大きく異なります。実際、同じ抗がん剤を同じ量、同じように投与しても、ある患者に出現した副作用が、ある患者には全く出ないことも珍しくありません。

不安を軽減するには、まずよく知り、よく理解することが大切です。自分が受ける抗がん剤治療の副作用が、いつ、どのくらいの程度で出現し、どのくらい続く見込みか、どう対処したらよいのか――。幸い、今では治療を受ける前に医師から説明を十分受けた上で、その治療を承諾したり選択したりできるインフォームドコンセントが徹底されています。一度聴いて分からなければ、訊きたいことを箇条書きにメモしてもう一度予約を取っても構いません。不安な気持ちも併せて、担当医や看護師、薬剤師などにも素直に伝えてください。それでも迷うようであればセカンドオピニオンを利用して、担当医以外の専門医の意見を聴き、比較検討することもよいでしょう。

これまで多くの人がさまざまな目標を持って抗がん剤治療を乗り越えてきました。治療を受ける前や受けながら、考えねばならないこともたくさんあるかと思います。それでも必要以上に気負わず、恐れず、医療者や家族と一緒に、がんと自分と、向き合っていってみてください。

受けないという選択肢

根治の望めない抗がん薬治療については、今もさまざまな議論があります。がんの状態や患者の体力などにもよりますが、生存期間の延長をあまり期待できないこともあるからです。

確かに苦しい副作用が分かっているなら、余命は少し短くなっても緩和ケア中心の穏やかな生活を選ぶことも、人生の選択肢の一つと言えるでしょう。

ただ近年は、分子標的薬の開発や使用方法の研究が進んできました。近い将来、抗がん剤治療への見方が大きく変わる日も来るかもしれません。

〈7〉

ホルモン剤、なぜ効くのか

がん研有明病院 乳腺センター乳腺内科部長 伊藤 良則

この章で取り上げるのは、ホルモン剤と呼ばれるもの。いわゆる抗がん剤とは毛色が違いますが、ある種のがんにとっては弱点を突いた効果的な攻撃になります。

監修者紹介

伊藤 良則

がんにならないのが一番、でも２人に１人は、がんになる時代。なってしまった時は過去を振り返るより、今やるべきことは何かを考えましょう。手術をすべきか、放射線治療か、薬物治療か。世の中にはいろんな情報があふれていますが、医療スタッフからのプロの意見をよくお聞きください。ライフスタイルにあったベストの治療を選びましょう。乳がんの薬物療法の立場から、私は皆様にハイレベルな診療を提供できるように日々頑張っています。

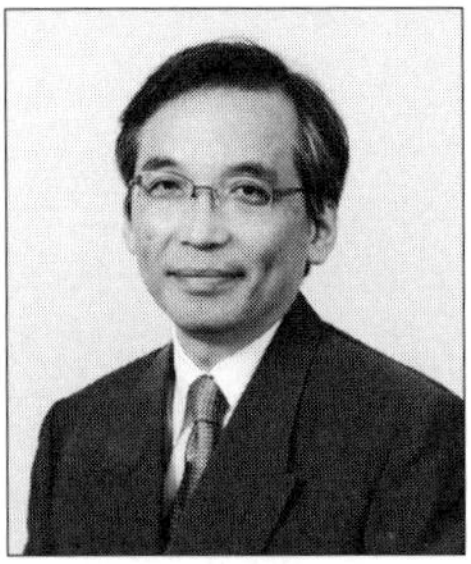

いとう・よしのり● 1981 年、日本医科大学卒業。1989 年から３年間、米国フィラデルフィア・ウィスター研究所で基礎研究。93 年から癌研究会附属病院化学療法科勤務。2010 年、がん研有明病院乳腺センター・乳腺内科・部長。

1　性ホルモンが増殖を助けるがんがある

性ホルモンの分泌を操作する「ホルモン療法」

そもそもホルモンとは、特定の器官の働きを調節するために分泌される情報伝達物質の総称です。脳の視床下部や下垂体、首から肩の辺りにある甲状腺や副甲状腺、膵臓の膵島、腎臓の上にある副腎、男性では精巣、女性では卵巣といった、主に「内分泌腺」と呼ばれる器官で産生される化学物質です。ホルモンは血液に乗って別の器官（標的器官）まで運ばれ、そこでいわば鍵が鍵穴にはまるように結合すると、特定の作用をひき起こします。

こうして体のあちこちに絶えず指令を運んでいる様々なホルモンのうち、生殖機能の調整を担っているホルモンを、一般に「性ホルモン」と呼んでいます。女性ホルモンの代表例は卵巣から分泌されるエストロゲンです。一方、男性ホルモンはアンドロゲンともいい、精巣から分泌されるテストステロンが有名です。それぞれ女性らしさや男性らしさを司っているホルモンとして耳にしたことがある人も多いでしょう。

この性ホルモンが、ある種のがんでは、がん細胞の増殖に関与していることが分かっています。例えば乳がんでは、ホルモンバランスが崩れてエストロゲンが過剰に分泌されることで乳腺の上皮細胞が異常に増殖し、がん発生につながると考えられています。そうした点を突くべく、性ホルモンの分泌を人為的に操作してがんを封じ込めようというのが、ホルモン療法なのです。

ホルモン療法の対象となるがん

基本的にホルモン療法の対象となるのは、女性は乳がん、子宮体がん、卵巣がん、男性では前立腺がん、といったように生殖器のがんが中心です。例外的に、甲状腺がん、腎がんなどもあります。要は「性ホルモンで成長するがん」でなければならず、逆に、生殖器のがんでも性ホルモンによって成長しない場合には、効果を期待できません。

性ホルモンで成長するがん、つまり性ホルモンが分裂・増殖に関与しているがんを、「ホルモン依存性のがん」と言います。ホルモン依存性かどうかは、がん細胞の核の中にホルモン受容体（レセプター＝ホルモンを受け取る部分）があるかないかで決まります。

ホルモン受容体は、特定のホルモンを受け取ってその信号を読み取る部分です。先ほどの表現を使えば、女性ホルモンが鍵で受容体が鍵穴です。詳しい仕組みはまだ解明途上なのですが、この鍵と鍵穴が出合って結び付くと、鍵穴ごと細胞の核の内部に取り込まれ、細胞増殖を促す遺伝子の発現をひき起こすことが明らかになってきました。そうして、がん細胞が異常な分裂・増殖を始めたり強めたりすることになります。

ですから、こうしたホルモン受容体のあるがんならば、ホルモン療法の効果を期待できます。見極めるためには、がん細胞を採取して、ホルモン受容体があるかないかを調べます。あれば陽性（＋）、なければ陰性（－）と言います。例えば乳がんなら、エストロゲン受容体かプロゲステロン受容体のどちらかが陽性であれば、ホルモン療法が有効となります。ホルモン受容体が陰性の場合は、細胞毒系の抗がん剤による治療を受けるのが標準的です。

2　体への負担少なく進行を遅らせる

強い副作用が少ないメリット

さて「性ホルモンで成長するがん」は、性ホルモンの分泌が止まるとがん細胞の増殖も抑えられることが観察されています。これを人為的に行うのがホルモン療法の仕組みです。直接的にがん細胞を殺すというより、性ホルモンの供給を絶ってがん細胞の増殖を止め、自滅に追い込もうというものです。

そのためホルモン療法だけでがんを根治することはできませんが、がんの進行を遅らせるのには有効です。なおかつ細胞毒系の抗がん剤のように直接的に細胞やＤＮＡを破壊したりするわけではないので、強い副作用は少ないというメリットがあります。欧米では特定のがんの発症リスクの高い人に対し、予防的に投与されてもいます。ただ、細胞毒系の抗がん剤と組み合わせると、作用が相殺されたり副作用が強まってしまうこともありますので、注意が必要です。

ホルモン剤の種類

ホルモン剤にもいくつか種類があります。近年のがん治療で最も多く使われているのが、「抗ホルモン剤」と呼ばれるものです。これは、特定のホルモンに似せた物質で、送り込まれたがん細胞の中にホルモン受容体があると、ホルモンを出し抜いていち早く結合してしまいます。結合したところでそれはホルモンではありませんから、何の指令を担っているわけでもありません。そうしてがん細胞を増殖させる情報伝達を阻害するのです。女性特有のがんには女性ホルモンのエストロゲンに似せた抗エストロゲン剤、男性特有のがんにはアンドロゲンに似せた抗アンドロゲン剤がそれぞれ使われます。

これに対し、がんの治療にホルモン剤が使用され始めた頃は、そのものずばり性ホルモンの製剤を投与するのが主流でした。ホルモンは、反作用を持つ別のホルモンによって分泌が促進されたり、抑制されたりする性質があります。そこで、男性ホルモンによって増殖する前立腺がんなどにはエストロゲン製剤など女性ホルモンを投与、女性ホルモンによって増殖する乳がんや子宮体がんなどにはテストステロン製剤など男性ホルモンを投与、と〝逆の性ホルモン〟で対抗するわけです。

性ホルモンの分泌を抑制するものとして他に、性ホルモンの分泌を促すLH（性腺刺激ホルモン）やLH―RH（性腺刺激ホルモン放出ホルモン）に似せた薬剤を投与する方法があります。特に「LH―RHアゴニスト製剤」は、その実効性が多く報告されています。

アゴニストとは、受容体に結合して生体ホルモンと同じ作用を及ぼす化合物のことです。ちょっと聞くと、抗ホルモン剤がホルモンと似ていることを利用しているのと同じ方法かと思われるかもしれませんが、厳密には逆の働きを用いています。LH―RHアゴニスト製剤は、体から分泌されるLH―RHの数十倍の強さで下垂体の受容体を刺激します。すると一時的にLHの分泌は高まりますが、連続的に過度に刺激されたLH―RH受容体はかえって減少していくのです。その結果、LHの分泌が抑制され、ホルモン分泌も抑えられるというわけです。

このほか、性ホルモンの生産に関わる酵素の働きを抑えることで、ホルモン分泌を妨げる「ホルモン生成阻害剤」もあります。例えば、女性ホルモンのエストロゲン生産に必要なアロマターゼの働きを抑える「アロマターゼ阻害剤」が女性特有のがんに多く使用されています。

こうしたホルモン剤の多くは、液剤や錠剤で毎日服用します。ＬＨ－ＲＨアゴニスト製剤は皮下注射で投与します。

女性特有のがんの場合

ここからは女性の二大がんである乳がんと子宮体がん、そして男性特有のがんとして前立腺がんを例に、ホルモン剤の作用の仕方について、もう一歩踏み込んで見ていきます。

女性特有のがんの場合、ホルモン療法のポイントは、閉経前と閉経後でエストロゲン分泌の経路が違い、そのために使う薬も違ってくるかもしれない、という点です。

閉経前の女性の場合、まず脳の視床下部からＬＨ－ＲＨが分泌されます。このＬＨ－ＲＨが脳下垂体でＬＨ－ＲＨ受容体と結合し、ＬＨを作り出し、ＬＨの刺激を受けて卵巣からエストロゲンが分泌されることになります。ですからエストロゲンの分泌を抑えたい場合は、ＬＨ－ＲＨの作用を阻害するＬＨ－ＲＨアゴニスト製剤が有効です。

一方、卵巣機能が低下した閉経後は、脳下垂体から分泌された副腎皮質刺激ホルモンの刺激を受け、副腎からアンドロゲン（なんと男性ホルモン！）が作られます。このアンドロゲンが全身の脂肪細胞などにあるアロマターゼという酵素と結合して、エストロゲンに作り変えられるのです。ですから、アンドロゲンより先にアロマターゼと結合して働きを妨げるアロマターゼ阻害剤を使えば、エストロゲンの産生を抑えられます。

なお、既に分泌されたエストロゲンの働きを妨げる抗エストロゲン剤は、閉経の前後を問わず使用されます。

前立腺がんにはMAB療法（最大アンドロゲン遮断療法）も

男性特有のがんでは、特に六五歳以上の高齢の男性に多くみられる前立腺がんにホルモン療法が有効です。前立腺がんは今や患者数が毎年六万人を超えて増加中とされ、男性なら誰しも他人事とは言えなさそうです。

問題となるのはアンドロゲンですが、若い頃はその九五％が精巣で作られるテストステロンで、五％が副腎由来とされています。かつては、テストステ

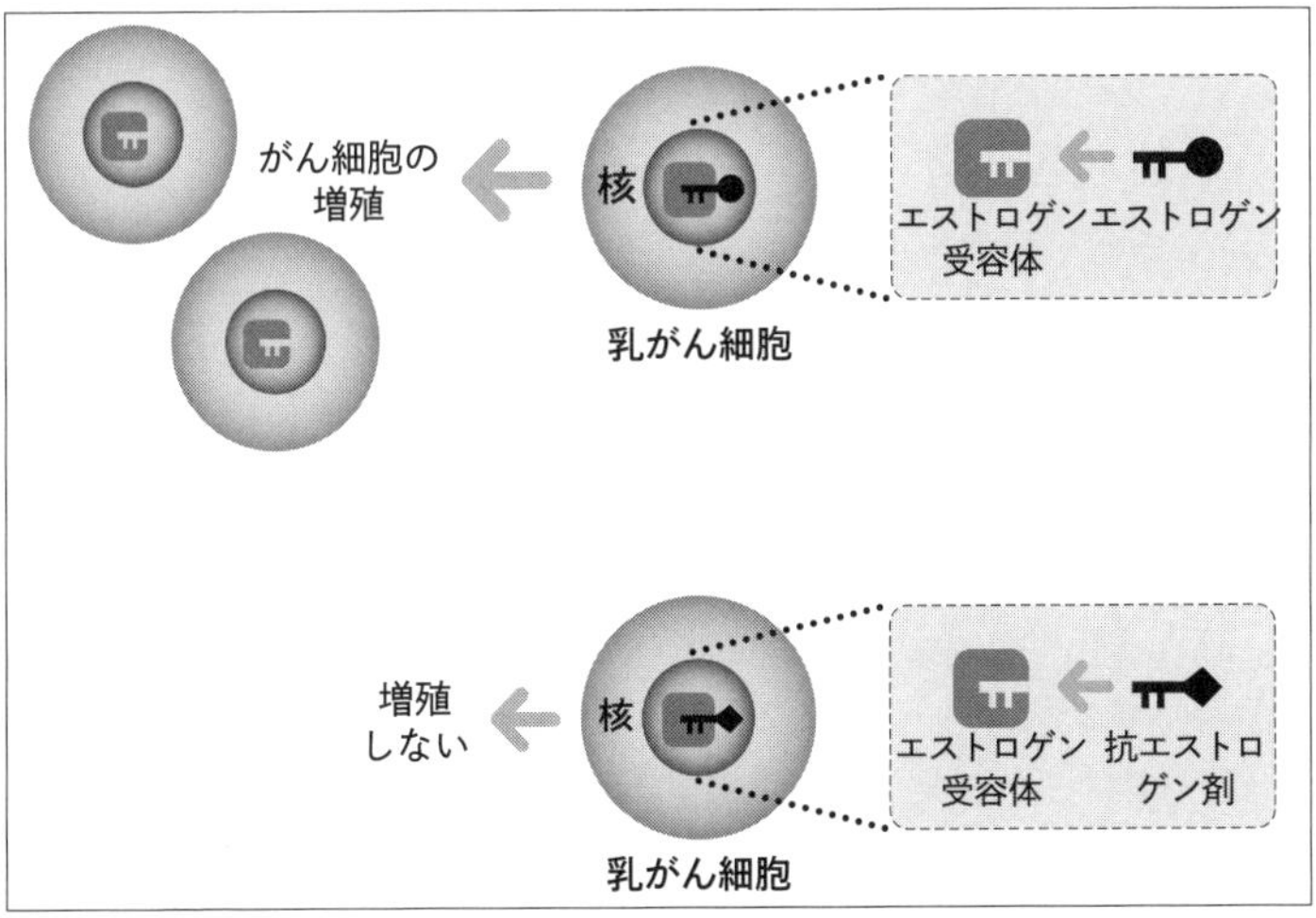

ロンの分泌を止めるために精巣の摘除術が広く行われていました。が、代償も大きいですよね。そこでホルモン剤による薬物治療が大きく進歩したのです。

具体的には、テストステロンの産生を抑えるLH―RHアゴニスト製剤、アンドロゲン受容体に取り付いてアンドロゲンの作用を妨げる抗アンドロゲン剤、あるいは女性ホルモンを投与することでアンドロゲンの関与を抑えるエストロゲン製剤が、おおまかなホルモン剤の候補です。

なかでもLH―RHアゴニスト製剤は精巣摘除術と同等の効果を得られるため、第一の選択肢となります。作用の仕方はエストロゲンの時とほぼ同じ。脳の視床下部から分泌されるLH―RHが受容体に結合するのを阻害します。結果として精巣からテストステロンが分泌されなくなるため、前立腺がんが縮小していくことになります。

ただ、LH―RHアゴニスト製剤による治療を行っている状態でも、約五%を占める副腎からの分泌の影響で、前立腺内に活性化されたアンドロゲンが約四〇%も残っていることが分かってきました。しかも、前立腺がんにかかりやすい五〇～六〇代になると精巣からのテストステロンの分泌が減り、相対的に副腎性アンドロゲンのがんへの関与が高まってくるとされています。

そこで、既に産生されたアンドロゲンの作用を最大限抑えるため、LH―RHアゴニスト製剤（または精巣摘除術）に抗アンドロゲン剤を併用する治療が行われています。最大アンドロゲン遮断（MAB）療法です。日本ではこのMAB療法が主流です。

それでも一般に、早期がんであればLH－RHアゴニスト製剤の処方のみで一〇年間は十分がんを抑えられるとも言われます。逆にこの段階でMAB療法を用いるとなれば、副作用が大きくなる懸念や医療費がかさむことなども考えておかねばならないでしょう。

前立腺がんは治療しない場合もある？

実は前立腺がんは無治療で経過観察をすることもあります。これは高齢者に多いこともあり、一般的に他のがんと比べて進行が緩やかなためです。実際、前立腺がん以外の原因で亡くなった人を解剖した時に、初めて微小な前立腺がんが発見されることも多いのです。「ラテントがん」（潜在がん）と呼ばれます。前立腺がん以外で亡くなった高齢者の約二割に前立腺がんがあると言われています。つまり、治療してもしなくても命には関係のない前立腺がんがある、ということです。

3　副作用と抵抗性の壁を乗り越える

少ないとは言え、副作用はある

先にも少し触れましたが、ホルモン療法の利点としてよく挙げられるのが、副作用が比較的軽いということです。細胞毒系の抗がん剤と違って、命に関わる事態に陥るような心配はありません。しかし副作用が全くない薬はありませんし、ましてホルモン療法は長期にわたりますから、多かれ少なかれ何らかの有害反応を覚悟しておくべきものであるのも確かです。

ホルモン療法では、性ホルモンの分泌や働きを阻害するために、男女とも、更年期障害のような症状が出てきます。具体的には、のぼせやほてり、イライラや関節痛、眠気や頭重感などです。加えて女性では生理不順や乾燥が見られ、男性では勃起障害が起こります。乳房が女性のように黒ずんで大きくなったり、痛むこともあります。

更年期障害に似た症状の中でも特に、ＬＨ―ＲＨアゴニスト製剤（ＭＡＢ療法を含む）や女性ではアロマターゼ阻害剤などを使用した場合、骨密度の低下が懸念されます。個人差も大きいのですが、半年から一年程度で急激に骨密度が低下して骨粗しょう症になる人もいます。問題は太ももの骨や背骨を骨折しやすくなることです。骨折すると寝たきりになりやすく、肺炎などの合併症も増えて、寿命を縮めかねません。

一方、抗ホルモン剤は性ホルモンと似たような作用も持っているのが興味深いところです。そのせいで治療の効果が下がってしまうこともあれば、コレステロール値を下げたり骨粗しょう症を予防するなど、他のホルモン剤とは全く逆の効用も出たりします。

その他、女性特有のがんに男性ホルモン製剤を使ったり、男性特有のがんに女性ホルモン製剤を投与する場合、重大な副作用として、稀に血栓症や心臓の障害を起こすことがあります。そのためいずれも使用は減っています。

こうしたホルモン剤の副作用については、ものによって治療薬もあります。しかし、その治療薬に副作用があることも珍しくありません。例えば勃起障害は飲み薬で治療できますが、心臓が悪い人や血圧が安定しない人が使用すると重篤な副作用の危険もあります。いずれにしても、まずは主治医に相談をしてください。他の薬剤に変更することによって副作用が改善することもあります。副作用が出るからといって勝手に薬をやめることは、もちろんＮＧ。特に飲み薬は規則正しく続けることが大事です。

効かなくなったら次の手段へ移る

さらにホルモン療法のもう一つの問題が、「ホルモン抵抗性」です。長期間の継続によって、ホルモン剤の効かなくなる時期が訪れるのです。

ホルモン依存性と非依存性のがん細胞があると書きましたが、もともと一つの腫瘍の中にどちらか一方だけが存在しているとは限りません。むしろ片方はわずかながら、両者共存していることがほとんどです。ホルモン療法ではホルモン依存性の細胞が減ることでがんが小さくなりますが、今度はわずかに残った非依存性細胞がじわじわ増殖してくるのです。当然、そうして成長したがんにはホルモン療法が効きません。

でも、諦めるのはまだ早い。ホルモン抵抗性に対する治療法も開発されてきています。

例えば前立腺がんで、MAB療法を続けてきて抵抗性が現れたら、抗アンドロゲン剤だけ中止する方法があります。いつの間にか抗アンドロゲン剤自体ががんを増殖させるようになることがあるためです。あるいは、あらかじめ抵抗性を回避するために、ある程度効果が上がったら治療を中断し、がんが大きくなったら治療、というのを繰り返すやり方（間欠的除去療法）もあります。経済的に優れ、副作用の軽減にもつながります。

また、ホルモン療法が効かなくなると、貧血、疲労、痛みといったがん特有の症状が現れ、患者のQOLは低下します。原因はがんによる炎症で、それを抑えるのにはステロイド薬治療が有効です。そして前立腺がんであれば、最終手段とも言えるのが細胞毒系の抗がん剤です。タキサン系抗がん剤の併用療法が多く試みられています。

長い付き合いになるので、できるだけ平常心で

いずれにしても、ホルモン療法も人によって効き目や副作用に差があるもの。そうしたことを正しく理解し、自分の体の変化を把握するようにしてください。ホルモン療法中は気分の落ち込みを経験する方も多く、自分がおかしいのではないかとつい不安に駆られがちです。でも、それも薬の副作用だと認識しましょう。少しなりとも気持ちが落ち着き、体の症状が軽くなることもあるようです。

抗ホルモン剤でがんになる？

乳がんによく用いられる抗エストロゲン剤のタモキシフェンは、子宮では女性ホルモンのようにも働くため、子宮筋腫や子宮内膜がんのリスクが高まるとも言われています。

といっても、実際には子宮内膜がんが発生する率はごくわずかです。乳がんの再発率を抑える効果の方が圧倒的に大きいという研究結果が出ています。もし不正出血などがある場合は、すぐ主治医に相談しましょう。

ホルモン療法は長期間にわたります。生活上の留意点に気をつけ、それ以外は必要以上に力を入れずに、できるだけ普段通りの生活を送るよう心がけてみてください。

「がん研」ここがポイント 4

診療と研究の密接な連携

がん研有明病院は、同じ「がん研究会」に属する研究機関の「がん研究所」及び「がん化学療法センター」「がんプレシジョン医療研究センター」と棟続きになっていて密接に連携しています。

研究の成果を速やかに診療につなげ、また診療で得られたデータを速やかに研究にフィードバックします。この仕組みの中から、がん克服につながる世界的成果が次々と生まれています。

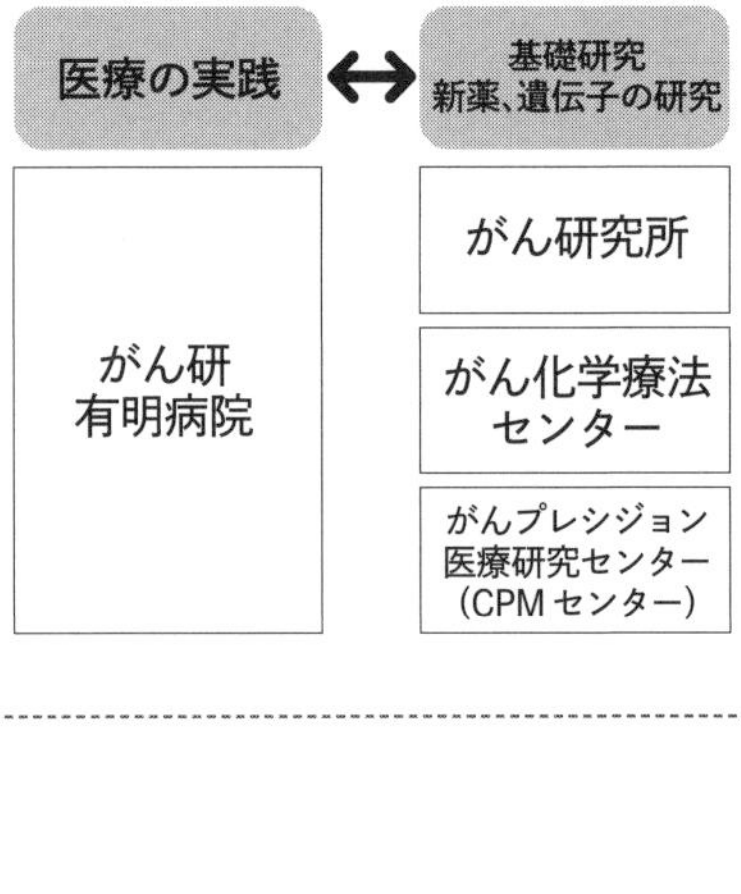

〈8〉 分子標的薬とは何か

がん研有明病院 総合腫瘍科部長兼化学療法部長　高橋 俊二

この章は、薬物療法の主流になりつつある分子標的薬です。抗がん剤治療のイメージを大きく変えた一方、従来とは違うタイプの副作用も明らかになっています。

監修者紹介

高橋 俊二

約24年前にがん研に参ってから、種々の臓器の薬物療法に関与してきました。最近は分子標的薬を中心に新規薬剤の早期試験（第1相試験）に力を注ぎ、患者さんに画期的な新薬が早く届けられるよう努力しております。

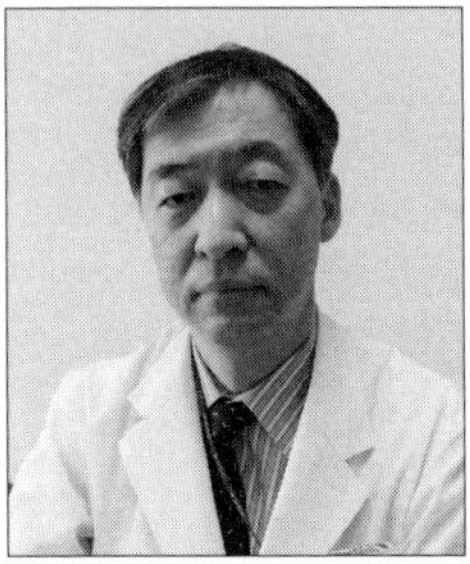

たかはし・しゅんじ● 1983年東京大学医学部卒業後、1985年東京大学医学部第4内科医員、1989年同内科助手を経て、1991年にテキサス大学へ留学。1994年より癌研究会付属病院化学療法科に赴任、2006年より同科の乳癌骨転移原発不明がん担当部長、2012年より化学療法部部長、総合腫瘍科部長。

1 今や薬物療法の主役

分子生物学の発展から生まれ、一部のがんで治療成績を劇的に改善

「分子標的薬」は、二〇〇〇年前後に、全く新しいタイプの抗がん剤として登場しました。あと一〇年もすれば、細胞毒系の抗がん剤に代わって薬物療法の中心になるだろうと言われ、新薬も続々と開発されています。

分子標的薬によって、既存の抗がん剤では手も足も出なかったがんの一部に対して、劇的な治療効果が現れました。

例えば、グリベック（イマチニブ）によって慢性骨髄性白血病や消化管間質腫瘍の治療は一変しました。慢性骨髄性白血病の場合、グリベック治療による七年生存率は八六％。骨髄移植以外に道がなかった患者さんも、錠剤を飲むだけで生き続けられるようになったのです。

また、有効な薬剤がインターフェロンやインターロイキン2などのサイトカイン（免疫細胞から分泌されるタンパク質）のみで化学療法の恩恵があまりなかった腎細胞がんで、スーテント（スニチニブ）やネクサバール（ソラフェニブ）、ヴォトリエント（パゾパニブ）、インライタ（アキシ

チニブ）といった分子標的薬が次々登場して、治療成績を大きく改善しました。

また、抗がん剤が耐性によって効かなくなった多発性骨髄腫に対し、ベルケード（ボルテゾミブ）はその約四割の患者さんの病状を安定させたという報告があります。

そもそも分子標的薬の誕生は、一九八〇年代から一九九〇年代に、がんの分子生物学が進歩したことがきっかけでした。分子生物学とは、生命現象を遺伝子やタンパク質の働きによって説明・理解しようとする学問です。

がん細胞の増殖や転移に関して、がんだけに見られる（特異的と呼びます）、あるいはがんで過剰に発現しているタンパク質が、重要な役割を果たしていることが分かってきました。その働きを制御できれば、がん細胞の増殖や転移を抑えられるはずです。

こうしたがん細胞に特異的、あるいは過剰に発現し、がんの成長に関与している分子を見つけ、標的として攻撃するのが、分子標的薬です。

さらに最近は免疫調節分子（免疫チェックポイント分子）を中和（あるいは促進）することによって、がんを抑えられることも分かってきました。

低分子薬と抗体医薬とがある

分子標的薬は、薬そのものの性状によって、大きく「低分子医薬」と「抗体医薬」に分けられます。

低分子医薬は、化学合成される比較的分子量の小さな化合物で、一般的な医薬品（漢方薬を除く）と同じタイプです。分子量が小さいため、細胞の中まで入っていくことができます。敵の懐に入って内部から相手の働きを妨害するのです。

大量生産可能で、原理的には比較的低価格となりやすい（実際の価格が安いとは限りません）です。ただし狙いとは違う場所で働いてしまって副作用をひき起こす危険性が常につきまといます。

もう一方の抗体医薬は、体が免疫機能として持っている抗原抗体反応を応用したものです。抗体は、体内に侵入した異物を攻撃・排除するため生物が産生するタンパク質で、異物の表面にある特定のタンパク質（抗原）に結合し、異物を封じたり免疫細胞を呼び寄せたりします。一つの抗体は一つの抗原だけに反応するという特異性があります。

遺伝子工学の発達で抗体を人工的に作れるようになり、抗体医療が誕生しました。がんに特異的な抗原と結合する場合は、がん細胞をピンポイント攻撃できることになり、高い治療効果と副作用軽減を期待できます。しかし、抗原が正常細胞にも存在する場合は、そこまで劇的な効果とはなりません。

コストも課題です。低分子医薬と違い、菌や生物細胞などを使う大規模な製造設備が必要です。その建設に莫大な費用がかかる上に、大量に生産したからといって、手間や時間をほとんど効率化できないため、必然的に価格が高くなってしまいます。

2　標的の違い、戦略の違い

多いのは細胞増殖のシグナル伝達を妨害するタイプ

分子標的薬が標的とする相手の性質によって、薬剤を分類できます。

まずは「シグナル伝達経路阻害剤」と呼ばれるグループ。多くのがんでは、細胞を増えさせるシグナルが異常に出ています。シグナル伝達を担っている物質に変異が起きているか異常に増えているためです。そこでこの物質と結合してシグナル伝達を妨げ、がんの増殖を抑えようと狙います。

典型例が、細胞表面にある成長因子受容体（EGFR）を狙うEGFR阻害剤です。イレッサ（ゲフィチニブ）やタルセバ（エルロチニブ）、ジオトリフ（アファチニブ）などが挙げられます。

細胞膜上のHER2（ハーツー）受容体にがん増殖因子が結合するのを阻害して増殖を抑えるハーセプチン（トラスツズマブ）、パージェタ（ペルツズマブ）、タイケルブ（ラパチニブ）などのHER2阻害剤や、異常な遺伝子の活性化を同様の手法で抑えて、がんの死滅をめざすALK阻害薬のザーコリ（クリゾチニブ）なども同じ仲間と言えます。

血管新生を妨害するタイプも効果を発揮

次は「血管新生阻害剤」グループです。固形がんは自らの栄養補給のために勝手に血管を作り出すことが知られています（血管新生）。この血管が増えないようにすれば、がんは栄養を絶たれることになります。そこで、血管新生を誘導する物質（VEGF）もしくはその受容体に作用して働きを妨げ、がんをいわば兵糧攻めにして餓死させる作戦をとるのです。

最初に誕生したアバスチン（ベバシズマブ）は、単独でがんを小さくするには至らず、細胞毒系の抗がん剤と併用します。血管網を正常化させることで届きやすくなった抗がん剤が効果を発揮すると考えられます。その後も、スーテント、ネクサバール、ヴォトリエントなどの血管新生阻害剤、続々登場しています。

「mTOR阻害薬」グループは、シグナル伝達阻害剤と血管新生阻害剤の両者の働きをすることで知られ、アフィニトール（エベロリムス）、トーリセル（テムシロリムス）などがあります。

シグナル伝達経路阻害剤の働き
例）イレッサ（低分子医薬）

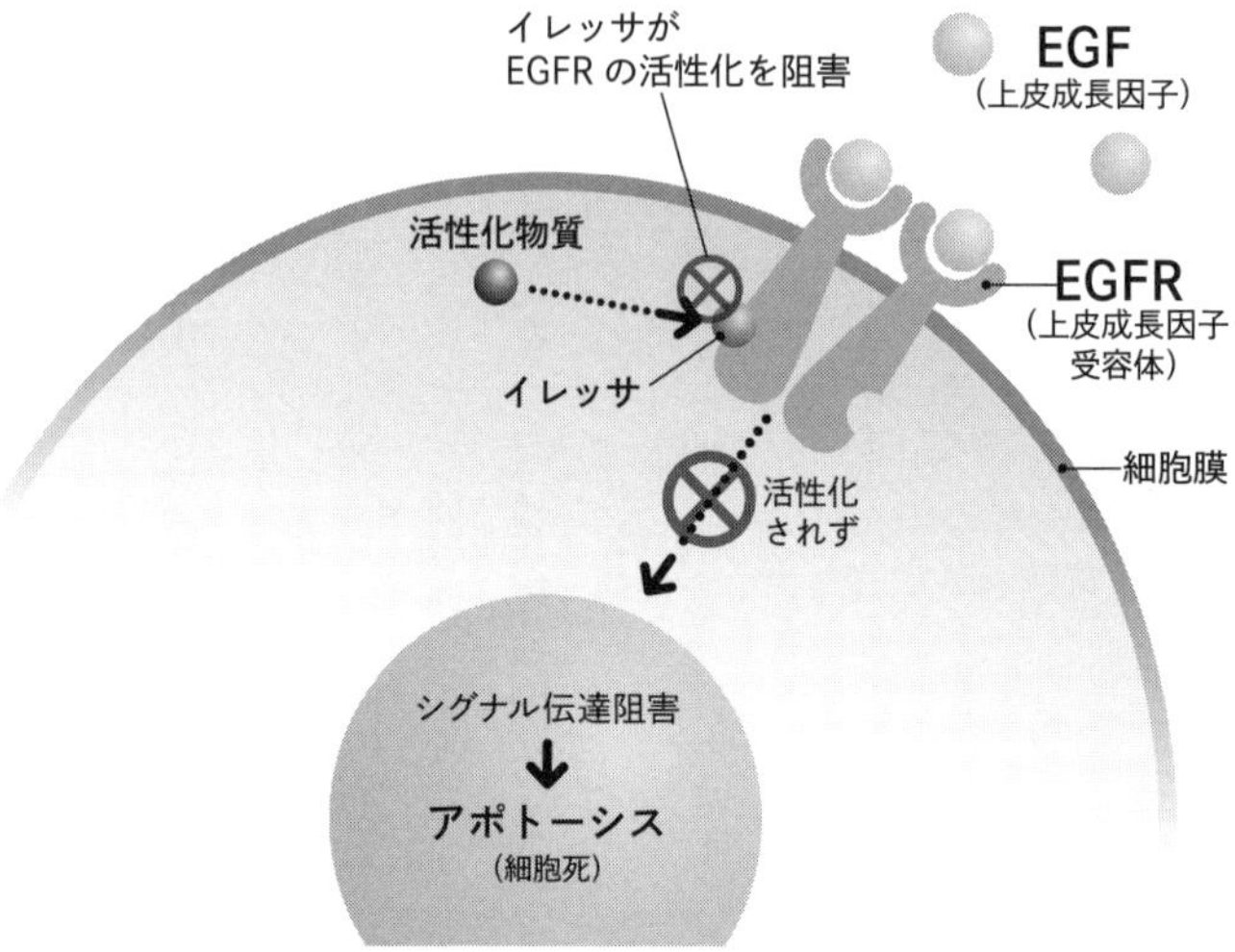

血管新生阻害剤の働き

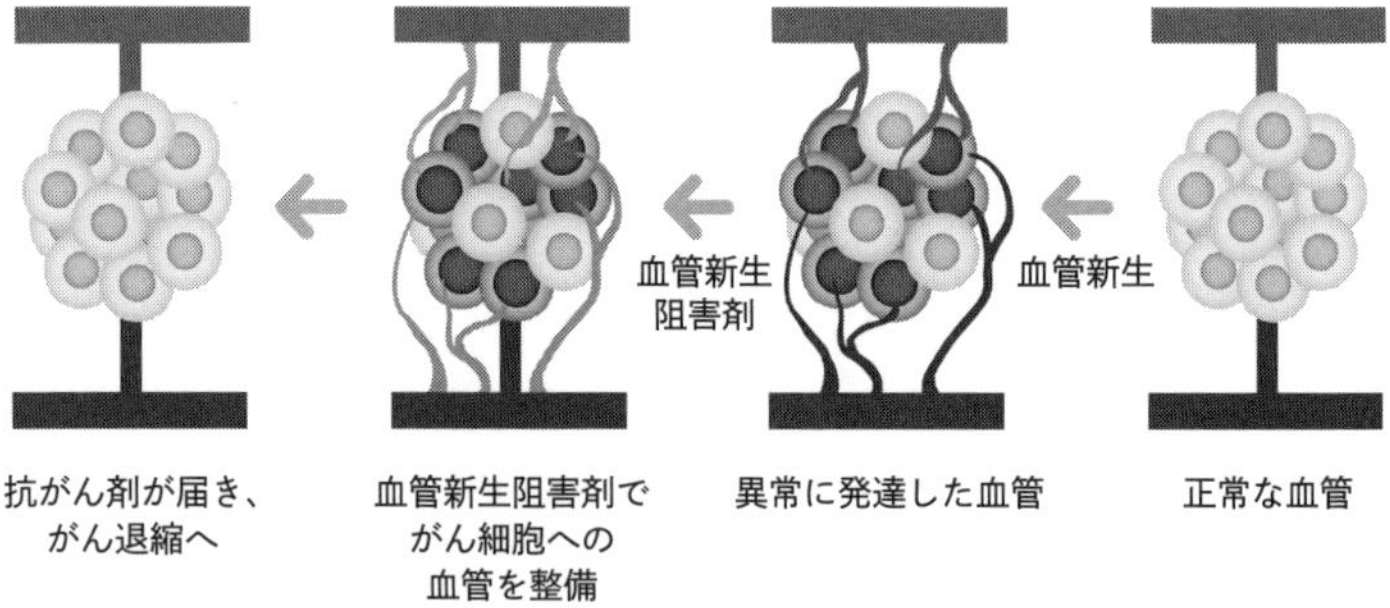

ＮＫ細胞（免疫の殺し屋）を呼び集めるタイプもある

この他、リツキサン（リツキシマブ）やポテリジオ（モガムリズマブ）などは、がん細胞表面のタンパク質に結合してＮＫ細胞などの免疫細胞を活性化し、がんを攻撃させます。ゼヴァリン（イブリツモマブチウキセタン）は、放射性同位元素を搭載して放射線でがんを攻撃します。

ちなみにアービタックスやハーセプチンなどは、標的に取り付いた後にＮＫ細胞などの免疫細胞を呼び寄せ、がん細胞を攻撃させる働きもあります。この働きを抗体依存性細胞傷害作用、ＡＤＣＣと呼びます。

また、免疫チェックポイント阻害剤（詳しくは次章）は、免疫調節分子を中和してＴ細胞を活性化し、がん細胞を攻撃させます。

3　どこまで「夢の薬」か？

当初の期待と異なり、副作用もある

分子標的薬が登場した当初に期待されたのは、治療効果の高さだけでなく、細胞毒系の抗がん剤に比べて副作用が軽くて済むのではないか、ということでした。

細胞毒系の抗がん剤は、がん細胞だけでなく正常細胞も同じように攻撃してしまうために重い副作用が現れます。それに対してがん細胞を狙い撃ちする分子標的薬では、正常細胞への影響は少ないはずと期待されたのです。「夢の薬」と言われたこともあります。

ところが蓋を開けてみれば、そうは問屋が卸しませんでした。

標的分子が、がん特異的で増殖に必須なら、正常細胞への影響を最小限にできて理想的です。しかし、このタイプの分子標的は、まだ多くはありません。

代表的なのは変異型ＥＧＦＲ、ＡＬＫ融合タンパク質、Ｂｃｒ－Ａｂｌ融合タンパク質変異型ＢＲＡＦ。代表的な特効薬を一つずつ挙げれば、それぞれ「イレッサ」「ザーコリ」「グリベック」「ゼ

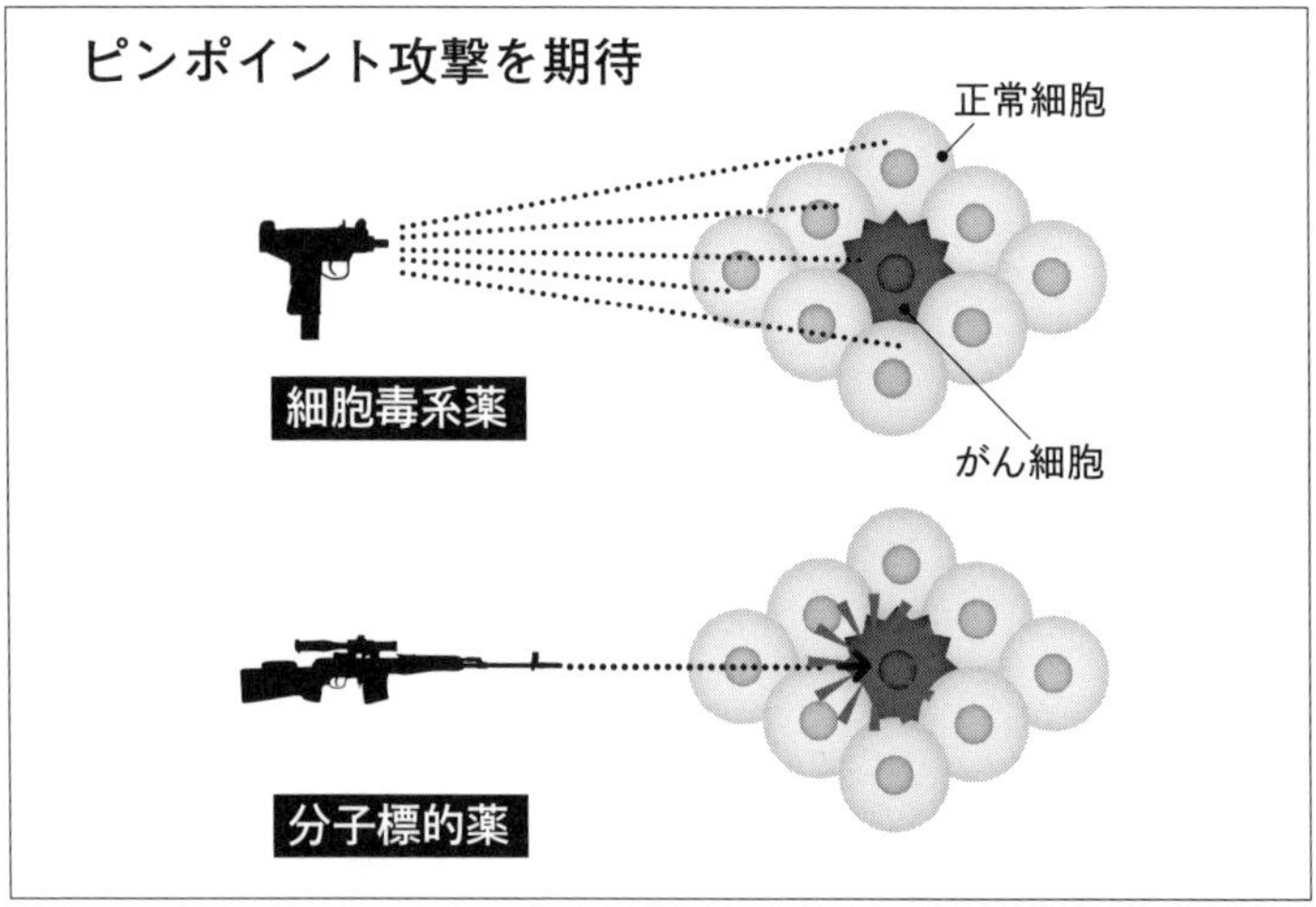

ルボラフ」です。

そして薬が低分子化合物の場合、たとえ標的ががん特異的だったとしても、別の所で働いてしまうリスクはあります。

また、現在ほとんどの分子標的薬が標的としているのは、がん細胞で正常細胞より大量に発現していて増殖に必須なものです。これらが多いと、がんの悪性度が高かったり、予後が悪かったりすることが分かってきており、そうした分子の働きを抑えることで、予後が良くなるケースもあるのです。ただ当然のことながら、正常細胞に影響すれば副作用となります。

分子標的薬の副作用は、薬によって実にさまざまです。イレッサによる間質性肺炎は、広く知られるところとなりました。ハーセプチンは心不全を起こしやすくする側面がありますし、アバスチンは胃腸など消化管に穴が開く可能性があります。他にも、皮膚症状や血栓、高血圧などがあります。確かに頻度は低いのですが、時として重い有害事象も起きるのです。

人種による効果や副作用の違い

人種による効果や副作用の違いも明らかになってきました。

従来はアジア人のがん治療にも、欧米人のデータが無条件に受け入れられてきました。しかし例えばイレッサは、結合しやすいのが実は変異型ＥＧＦＲで、その変異はアジア人に多い、と市販後に判明しました。日本人は欧米人の三倍イレッサの効き目が得られやすいという研究結果があります。ただし、副作用として間質性肺炎が起きる率も、日本人は欧米人の二〇倍も高いとのことです。こうした人種差は、イレッサだけでなく低分子のシグナル伝達阻害剤に特に顕著なようです。

患者の高齢化との兼ね合いもあります。日本は先進国の中で最も急激に高齢化が進んだ国です。これまでのがん治療のガイドラインは、若くて全身状態が良い患者を対象に作られたものでした。ガイドラインのよりどころである大規模臨床試験の被験者と実際の患者さんの層にズレが出てしまっているのです。

例えばアバスチンやネクサバール、スーテントは高血圧をひき起こす危険があります。高齢者はもともと高血圧の方が多いので、がん治療で血圧が上昇すれば、危険は高まります。このように高齢や、さらには持病といった不安要素を抱えた人をどう治療し、副作用にどう対処するか、考慮しなければなりません。

いずれにしても分子標的薬の副作用については、市販前の試験だけでは的確な予測は困難です。市販後の調査による副作用情報に注意を向け、医療現場に速やかにフィードバックされるよう求めたいところです。

4　適応拡大と併用に期待、そして新たな標的へ

分子標的薬の新たな可能性

登場から一〇年以上が経ち、分子標的薬の新たな可能性も検討されています。

一四六頁からの一覧を見てもお分かりになるかと思いますが、たいていの分子標的薬は、血液がんにしても固形がんにしても、かなり限られたがんについてのみ適応が承認されています。しかしそれは必ずしも、他のがんに効かないからではありません。実際には、他にもどんながんに効くのか、評価しきれていないままの薬剤が少なくないのです。そこに目を着けて相次いでいるのが適応拡大です。「もう治療法がない」と言われた人にも、「ひょっとしたら使えるのでは」という望みをもたらしてきています。

例えば、二〇一一年にハーセプチンがHER2過剰の胃がんに適応拡大されました。それまでもハーセプチンはHER2過剰の乳がんに劇的な効果を上げてきましたが、今後は「がん種を超えてHER2過剰の腫瘍に効く」と言うべきかもしれません。肺がんや卵巣がんへの適応についても議論が盛んに行われています。

この他、膵臓がんの患者会が行政を動かしてタルセバの適応に「治癒切除不能な膵がん」が加えられたり、あるいはヴォトリエントの適応に「根治か切除不能または転移性の腎細胞がん」が加えられたりしています。

薬剤耐性への対抗手段を考えやすい

分子標的薬でも他の抗がん剤と同様に、耐性ができて効果がなくなることはあります。ただ、もともと標的がはっきりしているので、耐性に対抗する新たな薬剤もある程度開発しやすいようです。

現に、グリベックやハーセプチンの耐性に直面し、慢性骨髄性白血病に対するスプリセル（ダサチニブ）やタシグナ（ニロチニブ）、転移性乳がんに対するタイケルブといった薬が生まれてきています。第二世代と呼ばれる分子標的薬です。

さらには、標的分子についての探索も進んでいます。かつては治療に使われてきた分子標的薬の多くは、ＥＧＦＲやＶＥＧＦもしくはその受容体を標的としたものが主流でした。しかし最近では、新しい分子を標的とした薬も続々と開発されてきています。

併用療法の研究と成果

また、同じく研究の続けられているのが、分子標的薬同士、あるいは既存の抗がん剤との併用療法です。

ハーセプチンに対して耐性が出てきた乳がんでも、ハーセプチンを残したままタイケルブなど他の分子標的薬を併用することで、単独使用より高い効果を得られることが報告されています。

一方、既に細胞毒系の抗がん剤で効果が認められ、標準治療のあるがんの場合も、その効果

理論ありきゆえの強み

分子標的薬の開発には、「こうすればがん細胞の増殖や転移を抑えられるはずだ」というコンセプトが先にあります。一方、細胞毒系の抗がん剤は、あまたの化合物の中から手探りで「がん細胞を効率よく殺す物質」を探し出し、薬として利用してきたもの。理論が先の分子標的薬と、がん細胞が死ぬという結果から生まれた従来の抗がん剤、両者はまさに、真逆の間柄なのです。

ですから耐性についても、従来の抗がん剤に耐性が出た場合に比べて分子標的薬は、不都合が起きている原因について見当もつけやすく、解決の糸口を探りやすいとされているのです。

を高める目的で分子標的薬を併用することがあります。ハーセプチンはＨＥＲ２過剰の乳がんに対して単独でも効果がありますが、細胞毒系の抗がん剤と併用すると、より効果が上がるとされています。先に血管新生阻害剤としてご紹介したアバスチンもこのケースでした。なお、アバスチンは単独ではかえって治療結果の悪くなることが大腸がんで報告されています。まさに抗がん剤と併用するための分子標的薬なんですね。

もちろん、薬同士にも相性があります。現実には、併用したら副作用が多く現れ、効果が低くなるという組み合わせも珍しくありません。良い相性の薬剤を見つける研究が日々続けられています。

5　高額な治療費と効果予測が課題

細胞毒系の抗がん剤より高額

分子標的薬を使うとなったら、避けて通れないのが治療費の問題です。

実は、分子標的薬は従来の細胞毒系の抗がん剤による治療と比べて、薬剤費が圧倒的に高いのです。ひととおりの治療で総額一〇〇万円以上、あるいは月二〇万円以上かかるようなケースもあります。高額療養費制度という補助制度もありますが、それでも月に数万円の自己負担は残り、服薬が長期にわたればかなりの額となります。

がん特異的な標的を持つ人の場合は、薬がほぼ間違いなく効きますが、それ以外の標的の場合、治療効果について事前にある程度の予測をできるものと、あまり予測できないものとあります。効果が出るのか、どれだけ出るのか分からないのに大きな負担を強いられるとなれば、「お金持ちにしか手の届かない治療」と言いたくもなりますよね。

事前に効果を予測できるバイオマーカーが重要

そこで目下のところ、あらかじめ効く人と効かない人をどうやって見分けるか、有害事象の現れる人と現れない人をどう見分けるか、というのが課題となっています。これらを事前に判断できる優れた目印（バイオマーカー）があれば、リスクをより軽減でき、コスト削減にもつながります。

以上のような課題は残されている一方で、分子標的薬は、外来・在宅治療を後押ししてくれる強い味方でもあります。

細胞毒系の抗がん剤が、免疫抑制など医療従事者による継続的な監視の必要な副作用が出やすいのに対して、分子標的薬の場合、一度相性が確かめられた後の副作用の頻度はそこまで高くないからです。

一度相性が確かめられたら在宅でも使える

注射もしくは点滴で投与される抗体製剤は外来で受療可能です。低分子化合物にいたっては、多くが内服薬になり、自宅で服用できます。不自由な入院生活を強いられずに済み、治療中もＱＯＬを維持しやすいというわけです。

ただし、入院とは違って服薬管理も病院任せとはいきませんし、有害事象が起きるのも自宅ということになってきますから、その点だけは心構えが必要です。緊急事態について日頃から医師にきちんと指導を受け、家族と相談しておくようにしましょう。

分子標的薬は、まだまだ発展途上の段階には違いありません。ただ、劇的に救われる患者さんが増えているのも事実です。より多くの人が安心して利用できる日の来ることを期待したいところです。

国内で承認されている分子標的薬（2018年2月現在）

一般名の語尾が「〜ib（イブ）」だと低分子化合物、「〜mab（マブ）」だとモノクローナル抗体と分かります。

商品名（一般名）	剤形	適応がん種	国内承認
リツキサン（リツキシマブ）	注射剤	CD20陽性のB細胞性非ホジキンリンパ腫、マントル細胞リンパ腫	2001
ハーセプチン（トラスツズマブ）	注射剤	HER2過剰発現の転移性乳がん、その術後補助化学療法、HER2過剰の治癒切除不能な進行・再発の胃がん	2001
グリベック（イマチニブ）	錠剤	慢性骨髄性白血病、消化管間質腫瘍、フィラデルフィア染色体陽性急性リンパ性白血病	2001
イレッサ（ゲフィチニブ）	錠剤	手術不能または再発非小細胞肺がん	2002
マイロターグ※1（ゲムツズマブオゾガマイシン）	注射剤	再発または難治性で、CD33が陽性の急性骨髄性白血病	2005
ベルケイド（ボルテゾミブ）	注射剤	再発または難治性の多発性骨髄腫	2006
アバスチン（ベバシズマブ）	注射剤	治癒切除不能な進行・再発の結腸・直腸がん、切除不能な進行・再発の非小細胞肺がん（扁平上皮がんを除く）	2007
タルセバ（エルロチニブ）	錠剤	化学療法施行後に増悪した切除不能な再発・進行性非小細胞肺がん、治癒切除不能な膵がん	2007
アービタックス（セツキシマブ）	注射剤	治癒切除不能な進行・再発の結腸・直腸がん、頭頸部がん	2008
ネクサバール（ソラフェニブ）	錠剤	根治切除不能または転移性の腎細胞がん、切除不能な肝細胞がん	2008
ゼヴァリン（イブリツモマブチウキセタン）	注射剤	CD20陽性の再発または難治性の低悪性度B細胞性非ホジキンリンパ腫、マントル細胞リンパ腫	2008
スーテント（スニチニブ）	カプセル剤	根治切除不能または転移性の腎細胞がん、イマチニブ抵抗性の消化管間質腫瘍	2008
スプリセル（ダサチニブ）	錠剤	慢性骨髄性白血病、再発または難治性のフィラデルフィア染色体陽性急性リンパ性白血病	2009
タイケルブ（ラパチニブ）	錠剤	HER2過剰発現が確認された手術不能または再発乳がん	2009

※1：マイロターグは米国で承認が取り消され、すでに製造終了となっています。

商品名（一般名）	剤形	適応がん種	国内承認
タシグナ（ニロチニブ）	カプセル剤	慢性期または移行期の慢性骨髄性白血病	2009
ベクティビックス（パニツムマブ）	注射剤	KRAS 遺伝子野生型の治癒切除不能な進行または再発の結腸・直腸がん	2010
アフィニトール（エベロリムス）	錠剤	根治切除不能または転移性の腎細胞がん、膵神経内分泌腫瘍	2010
トーリセル（テムシロリムス）	注射剤	根治切除不能または転移性の腎細胞がん	2010
レブラミド（レナリドミド）	カプセル剤	再発・難治性の多発性骨髄腫、5 番染色体長腕部欠失を伴う骨髄異形成症候群	2010
ビダーザ（アザシチジン）	注射剤	骨髄異形成症候群	2011
ゾリンザ（ボリノスタット）	カプセル剤	皮膚 T 細胞性リンパ腫	2011
ヴォトリエント（パゾパニブ）	錠剤	悪性軟部腫瘍、根治か切除不能または転移性の腎細胞がん	2012
ランマーク（デノスマブ）	注射剤	多発性骨髄腫による骨病変及び固形がん骨転移による骨病変	2012
ザーコリ（クリゾチニブ）	カプセル剤	ALK 融合遺伝子陽性及び ROS1 融合遺伝子陽性の切除不能な進行・再発の非小細胞肺がん	2012
インライタ（アキシチニブ）	錠剤	根治切除不能または転移性の腎細胞がん	2012
ポテリジオ（モガムリズマブ）	点滴静注剤	成人 T 細胞白血病リンパ腫	2012
アーゼラ（オファツムマブ）	点滴静注剤	再発または難治性の CD20 陽性の慢性リンパ性白血病	2013
スチバーガ（レゴラフェニブ）	錠剤	治癒切除不能な進行・再発の結腸・直腸がん、がん化学療法後に増悪した切除不能な肝細胞がん	2013
パージェタ（ペルツズマブ）	点滴静注剤	HER2 陽性の手術不能又は再発乳癌	2013
カドサイラ（トラスツズマブエムタンシン）	注射剤	HER2 陽性の手術不能または再発乳がん	2013
ジオトリフ（アファチニブ）	錠剤	EGFR 遺伝子変異陽性の手術不能または再発非小細胞肺がん	2014
アドセトリス（ブレンツキシマブベドチン）	点滴静注剤	再発もしくは難治性のホジキンリンパ腫、未分化大細胞リンパ腫	2014

商品名（一般名）	剤形	適応がん種	国内承認
ザイティガ (アビラテロン)	錠剤	去勢抵抗性前立腺癌	2014
ジェブタナ (カバジタキセル)	点滴静注剤	前立腺癌	2014
ジャカビ (ルキソリチニブ)	錠剤	骨髄線維症	2014
アレセンサ (アレクチニブ)	カプセル剤	ALK 融合遺伝子陽性の非小細胞肺がん	2014
オプジーボ (ニボルマブ)	点滴静注剤	根治切除不能な悪性黒色腫（メラノーマ)、切除不能な進行・再発の非小細胞肺がん、再発または遠隔転移を有する頭頸部がん、治療切除不能な進行・再発胃がん	2014
マブキャンパス (レムツマブ)	点滴静注剤	再発または難治性の慢性リンパ性白血病	2014
ボシュリフ (ボスチニブ)	錠剤	前治療薬に抵抗性または不耐容の慢性骨髄性白血病	2014
ゼルボラフ (ヴェムラフェニブ)	錠剤	BRAFV600 変異陽性の転移性悪性黒色腫	2014
サイラムザ (ラムシルマブ)	注射剤	胃腺がん、胃食道接合部腺がん	2015
ヤーボイ (イピリブマブ)	点滴静注剤	根治切除不能な悪性黒色腫	2015
カプレルサ (バンデタニブ)	錠剤	根治切除不能な甲状腺髄様癌	2015
レンビマ (レンバチニブ)	カプセル剤	根治切除不能な甲状腺癌	2015
ファリーダック (パノビノスタット)	カプセル剤	再発又は難治性の多発性骨髄腫	2015
メキニスト（トラメチニブ)	錠剤	BRAF 遺伝子変異を有する根治切除不能な悪性黒色腫	2016
インブルビカ (イブルチニブ)	錠剤	慢性リンパ性白血病、小リンパ球性リンパ腫	2016
タフィンラー (ダブラフェニブ)	カプセル剤	BRAF 遺伝子変異を有する根治切除不能な悪性黒色腫	2016
タグリッソ (オシメルチニブ)	錠剤	EGFR チロシンキナーゼ阻害薬に抵抗性の EGFR T790M 変異陽性の 手術不能又は再発非小細胞肺癌	2016

商品名（一般名）	剤形	適応がん種	国内承認
キイトルーダ（ペムブロリズマブ）	点滴静注剤	根治切除不能な悪性黒色腫、PD-L1 陽性の切除不能な進行・再発の非小細胞肺がん、再発・難治性の古典的ホジキンリンパ腫、がん化学療法後に増悪した根治切除不能な尿路上皮がん	2016
ザルトラップ（アフリベルセプト）	点滴静注剤	治療切除不能な進行・再発の結腸・直腸がん	2017
イブランス（パルボシクリブ）	カプセル剤	HR 陽性かつ HER2 陰性の進行再発乳がんの患者に対する内分泌療法剤との併用	2017
ダラザレックス（ダラツムマブ）	点滴静注剤	再発又は難治性の多発性骨髄腫	2017
バベンチオ（アベルマブ）	点滴静注剤	根治切除不能なメルケル細胞がん	2017
リムパーザ（オラパリブ）	錠剤	白金系抗悪性腫瘍剤感受性の再発卵巣がん	2018

「がん研」ここがポイント 5

日本最大級の外来化学療法室

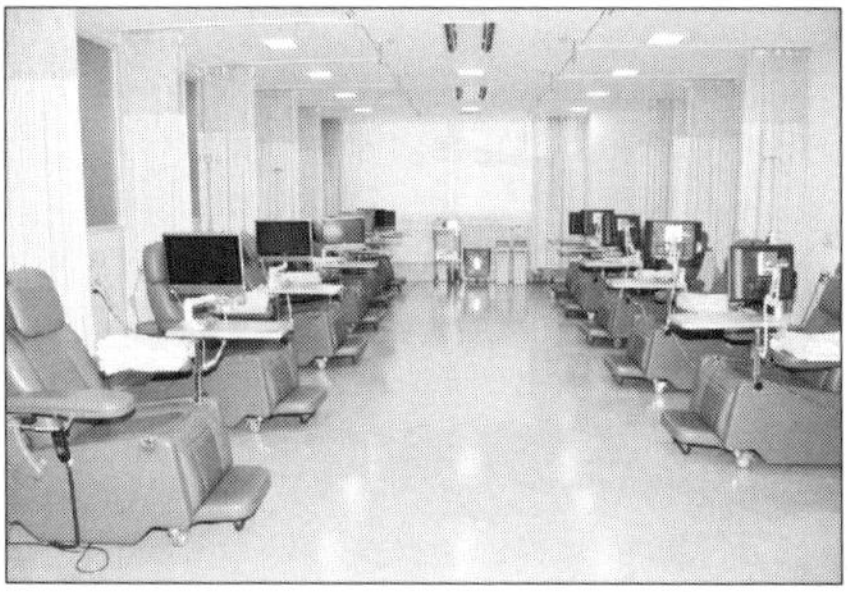

がん研有明病院には、日本最大級の規模を誇る外来治療センター（ATC、治療用ベッド六〇床）があります。一日平均一二〇人の患者さんが、社会生活を維持しながら外来で抗がん剤の点滴治療を受けています。

入院治療から外来治療にスムーズに移行できるよう、入院中の患者さんやご家族を対象とした設備の見学や説明も行っています。

〈9〉次世代の主役、薬物免疫療法

がん研有明病院 呼吸器内科部長　西尾 誠人

自分の体に備わった免疫の力でがんを抑える作用を持つ「免疫チェックポイント阻害剤」が、実地臨床でも使われるようになってきました。その有効性・安全性、さらに将来の発展性から、間もなく薬物療法の主役に躍り出る可能性があります。ただし、まだまだ課題も山積です。

監修者紹介

西尾 誠人

20年前の肺がんに対する薬物療法はいわゆる「抗がん剤」治療が主流であり、副作用が強く、つらい割に効果は余り期待できないというイメージの治療でした。しかし、この20年で肺がんの薬物療法は劇的に進歩しています。

一つは上皮成長因子阻害剤（イレッサなど）で代表される分子標的治療薬が導入されたことであり、さらにこの数年、最も注目されている治療が、免疫チェックポイント阻害剤です。これらの薬剤をうまく使うことにより、肺がんと共存していく治療が現実的となっています。この20年間、日々、患者さんの肺がんとの闘いをサポートした経験、およびこれらの薬剤の臨床試験に関わった経験から、肺がんの治療の劇的な進歩を現場で体感しています。本書により少しでも肺がんの治療を理解し、治療に前向きになっていただければ幸いです。

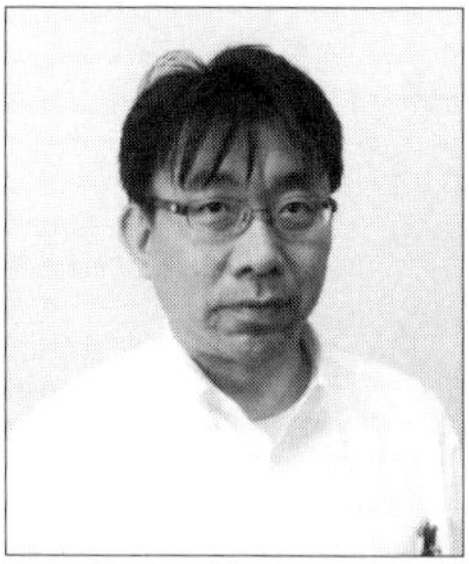

にしお・まこと●1989年、和歌山県立医大卒業。国立がんセンター中央病院医員、マイアミ大学博士研究員を経て、1995年より癌研究会勤務。2012年より現職。

1　その名は免疫チェックポイント阻害剤

免疫にがんと闘わせる作用を持つ「免疫チェックポイント阻害剤」が、登場から数年で急速に存在感を増し、使えるがんも増え続けています。

免疫チェックポイントとは、免疫のブレーキとして働く免疫細胞上の分子の総称で、本来は、免疫が暴走しないような安全装置として体に備わった仕組みと考えられています。ところが、このブレーキをがんが作動させて、免疫の攻撃から逃れているらしいということが分かってきました。そこで、ブレーキの作動を妨害する免疫チェックポイント阻害剤が開発されたのです。

二〇一八年二月現在で承認されている免疫チェックポイント阻害剤は、ニボルマブ（商品名・オプジーボ）、キイトルーダ（商品名・ペムブロリズマブ）、アベルマブ（商品名・バベンチオ）、アテゾリズマブ（商品名・テセントリク）、イピリムマブ（商品名・ヤーボイ）の五剤です。ほかにデュルバルマブ（商品名・イミフィンジ）も承認申請中で、近日中に登場してくるものと考えられています。

この六剤のうちヤーボイ以外の五剤は、すべて同じ場所で働き、それぞれの有効性や安全性にどういう違いがあるのか、もしくは違いがないのか、実はよく分かっていません。同じだとすれば、同じがんに使えるはず、という理屈になりますが、承認されている（もしくは承認申請されている）がんの種類は微妙に異なっており、二〇一八年二月時点で、いずれかが使えるのは、悪性黒色腫、非小細胞肺がん、腎細胞がん、ホジキンリンパ腫、頭頸部がん、胃がん、メルケル細胞がん（皮膚がん）、尿路上皮がん（膀胱がん）です。

他のがんでも有望な臨床試験結果の報告が相次いでおり、今後、食道がん、乳がんなど、どんどん適用が拡がって行くものと考えられます。ただ、すい臓がんや多くの大腸がんに対しては、現時点で効くという試験結果があまり出ていません。

がんとキラーT細胞の間で働く

免疫細胞のなかで、がん細胞に隣接して攻撃するのが、細胞傷害性T細胞（いわゆるキラーT細胞）です。これにもブレーキは付いていて、キラーT細胞の表面にあるPD―1という分子に、攻撃対象となった細胞がPD―L1かPD―L2という分子をくっ付けると、攻撃が止まります。この分子同士の結合がブレーキとして働くのです。

がん細胞の中には、PD―L1を多く出しているものが存在します。そして、どうやらこの分子の結合で免疫の攻撃が止まっている場合も少なくないようです。

そこで、この分子同士がくっ付かないよう妨害し、キラーT細胞にがんを攻撃させようとするのが、先ほど挙げた五剤の働きです。

オプジーボとキイトルーダはPD—1にくっ付く抗体（抗PD—1抗体）です。他の三剤は、PD—L1にくっ付く抗体（抗PD—L1抗体）です。今までなら打つ手なしだった患者にも効いたということで世界中の注目を集めるようになりました。

なお、キラーT細胞が、がんを攻撃するまでには、次頁の図のような流れがあると考えられています。

六剤の中で一つだけ働く場所が異なるヤーボイは、もう少し上流で働きます。T細胞が抗原提示細胞（樹状細胞やマクロファージ）から、排除すべき細胞の情報などの刺激を与えられて活性化（キラーT細胞となって増殖）した後で出てくるCTLA—4という分子の抗体です。この分子に抗原提示細胞上の分子が結合すると、T細胞の活性化が止まります。ヤーボイが先回りしてくっ付くことで、キラーT細胞が増え続けることになります。ヤーボイは、働く場所が上流であることも影響してか、副作用が出た時には激烈になりがちです。この使いづらさが原因で、免疫チェックポイント阻害剤として最も早く登場したものの、脇役になっています。

免疫が、がんを退治する流れ

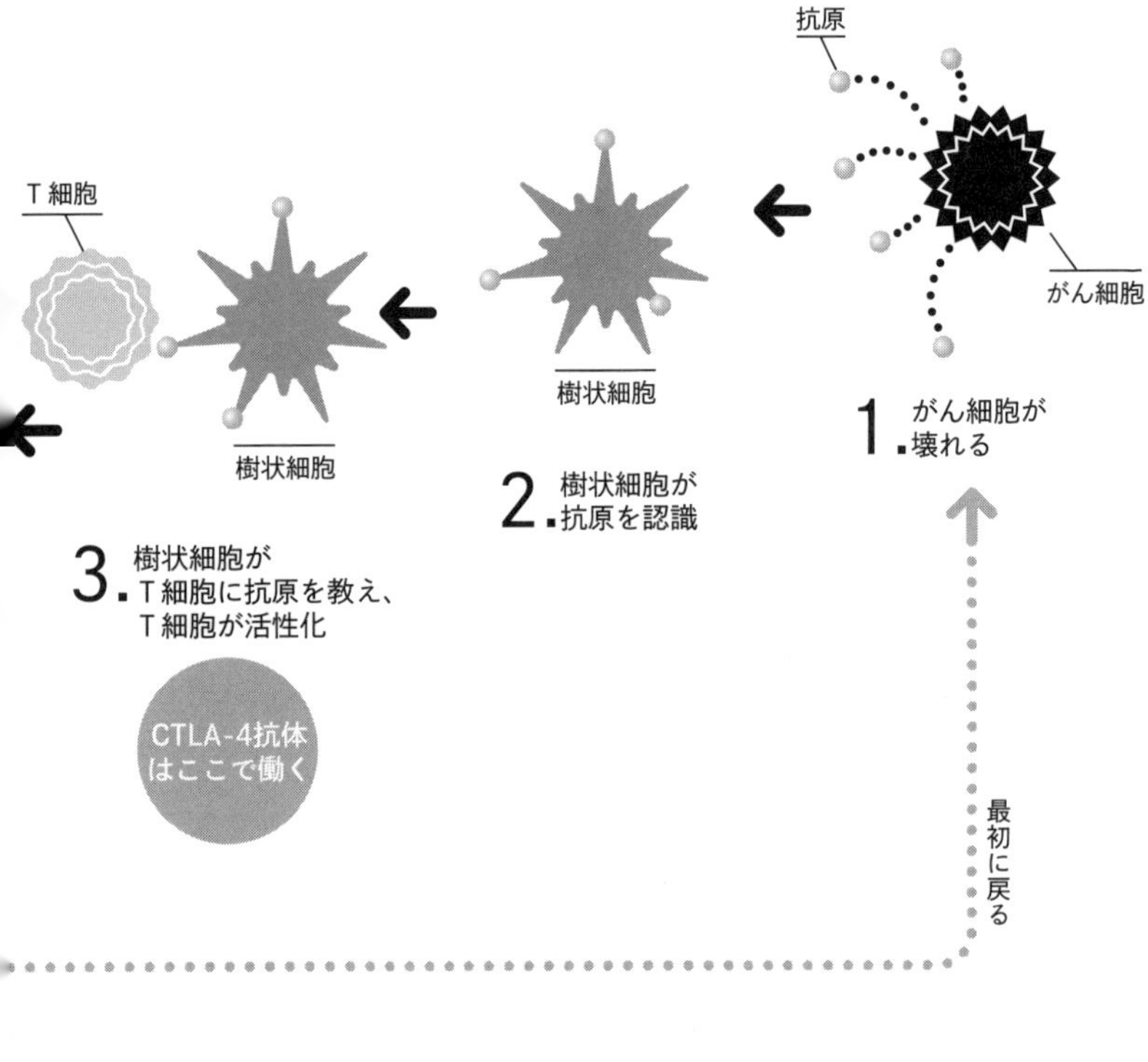

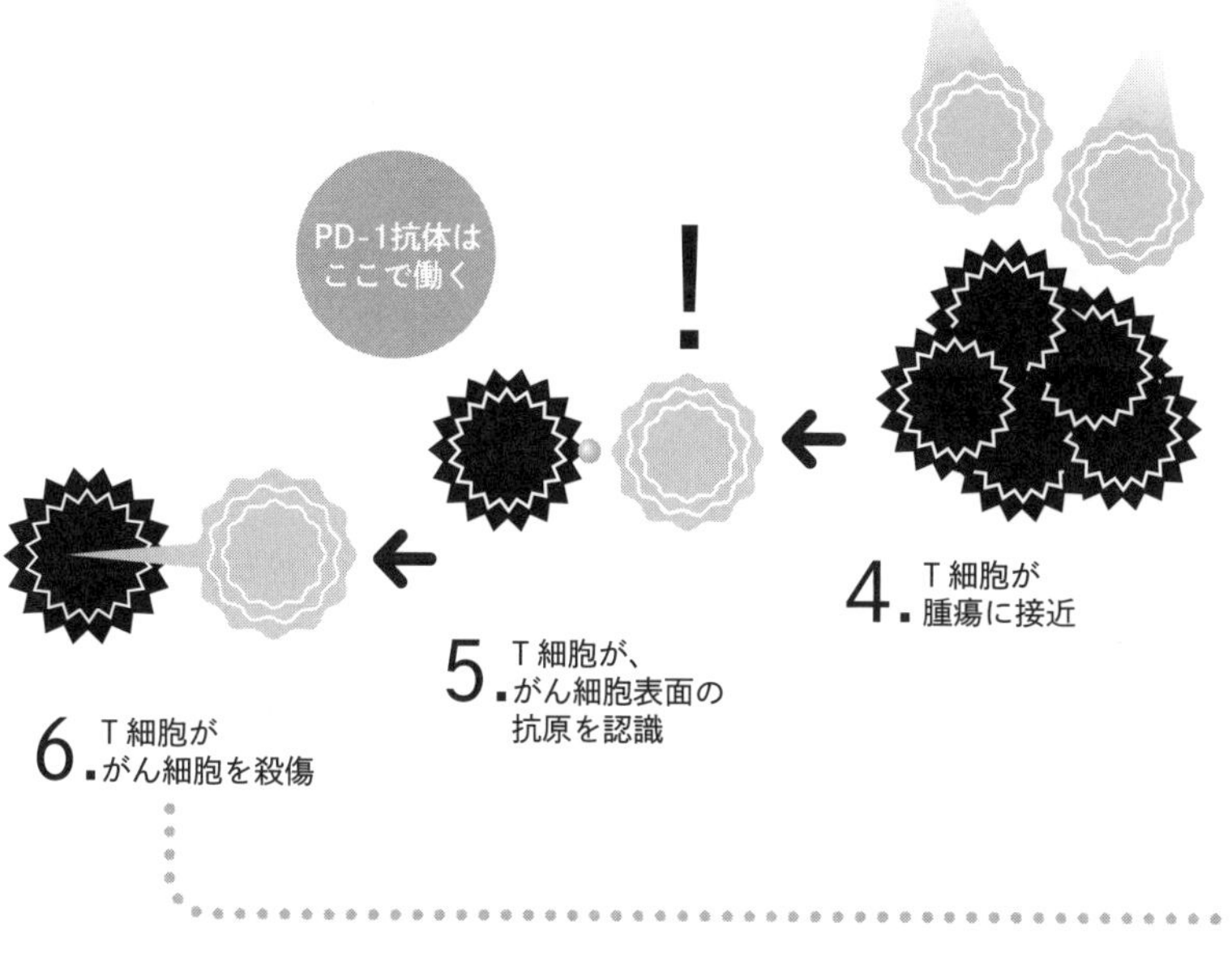
PD-1抗体は
ここで働く
!
4. T細胞が
腫瘍に接近
5. T細胞が、
がん細胞表面の
抗原を認識
6. T細胞が
がん細胞を殺傷

2　いよいよ本格拡大の時代へ

イレッサの二の舞にはならず

免疫チェックポイント阻害剤は、今までなら打つ手なしだった患者に効いたことで医療界の注目を集めた一方、関係者たちは期待を過度に煽らないよう心を砕いてきました。かつてのゲフィチニブ（イレッサ）と同じことになるのではないかと心配されていたからです。

分子標的薬の先駆け的存在として二〇〇二年に登場したイレッサは、当初副作用の少ない「夢の薬」としてマスメディアでもてはやされ、飲み薬だったこともあって、抗がん剤治療の経験がほとんどないような一般開業医や歯科医までもが盛んに処方するようになりました。しかし、結果として副作用の間質性肺炎による死者が相次いで問題になりました。その後の研究の進展で、イレッサはある種の遺伝子（ＥＦＧＲ）に変異がある場合はよく効き、副作用のリスクを考えても使うことのメリットが大きいと分かりました。現在では、その変異がある非小細胞肺がんの人に対しては薬物療法の第一選択になっています。しかし、マスコミが手の平を返すように副作用のことばかりを報じるようになった結果、薬に対する負のイメージが先行し、本来であれば効いた可能性の高い患者まで拒否するという事例が全国で続出したのです。

そのような不幸な事態を二度と起こすまいと、免疫チェックポイント阻害剤は効果の発表は抑制的に、副作用の発表は強調して行われてきました。

とは言え、臨床試験まで含めると使用経験が五年を超え、そろそろ警戒を解いて他の薬と同様の扱いをしてよい時期かもしれません。

まず、免疫のブレーキを妨害するので、稀に間質性肺炎や一型糖尿病など自己免疫疾患のような副作用が出ます。ただ全般的には、今までの化学療法に比べると副作用の頻度が少なめです。誰にでも効くというわけではなく、例えば患者数の多い非小細胞肺がんで最初の化学療法後にオプジーボを使った場合、一年以上の生存を得られたのは四〜五割、二年以上だと二割程度になります。効いた場合には、そのまま三年五年と長く効くということも分かってきています。

高額なのに対象患者数が多い

このように有効性に対する評価が確立され、また使えるがんの種類もどんどん増えている一方、オプジーボが初めて薬価収載された二〇一四年から僅か三年半で価格が六割以上引き下げられたことでも話題を呼びました。これは、投与対象の患者数が大幅に増えて、国民皆保険制度を破綻させるのではないかと真剣に心配されたからです。

患者数が増える原因の一つは、使用を認められたがんの患者数がそもそも多く、しかも効くか効かないか事前に分からないため投与の対象者を絞り込めないことです。がん細胞にＰＤ－Ｌ１の発現が多い人、がん細胞に遺伝子の変異が多い人の方が効くようだということは分かってきており、キイトルーダに関しては投与対象をＰＤ－Ｌ１が発現している人に限る用法で承認されています。しかし、そうでない人でも効くことがあるため、科学的根拠だけでは絞り込めないのです。これに対して国は、使用ガイドライン（指針）を設け、使える医師や医療機関を限ることで、投与患者の爆発を抑え込もうとしています。

もう一つ投与患者が多くなる原因は、いったん効くと長く安定し、しかも副作用が出ない限り投薬を止めない使用法になっているため、患者数が何年分も蓄積されることです。こちらに関しては、二年間使って効いた人が薬を休んでも再発は多くなく、再発したとしても、その段階で改めて使用すると再び効くようだと分かりつつあります。いずれ日本でも休薬が標準的に認められるようになるかもしれません。

3　効かない人にも効かすため世界中で競争

今日の常識は明日の非常識かも

このように必要のない人を見極めて無駄を省くという探求も社会的意義は大きなものですが、それ以上に世界中で盛んに探究されているのが、より奏効率を高めるような他の治療法との組み合わせです。

現在、免疫チェックポイント阻害剤と何かを併用する臨床試験が何百件という単位で行われています。普通の薬であれば、同時に二ケタの臨床試験が行われることすら珍しいので、世界中の関心がいかに免疫チェックポイント阻害剤に集中しているか分かります。

あまりにも試験の数が多過ぎて、何が最終的に勝ち残るのか見当すらつきませんが、試験の行いやすさなどの面で先行しているのが、それまでのがんの化学療法に使われていた抗がん剤や分子標的薬です。既に化学療法単独よりも効く患者の割合は増えたという結果が出始めています。

同様に、より早い段階から使えないかという探求も行われており、放射線照射との組み合わせ試験がいくつか行われています。こちらも既存の治療の延長線なので、臨床試験は比較的行いやすいです。

ただ、現在行われている、あるいはこれから数年の間に始まる臨床試験の結果がすべて出そろうには、まだ一〇年近い年月が必要で、それまでは、何と併用するのがよいのか、何を指標に判断すればよいのか、確定しない可能性があります。治療成績を劇的に向上させるダークホース的な併用が発見されることも、チャンピオン候補が数日や数週間で入れ替わることも充分に考えられます。

このように免疫チェックポイント阻害剤を主軸とする薬物療法は、文字通り日進月歩の時代に突入しました。一般患者が全部追いかけて把握するのは、ほぼ不可能なだけに、そうした最新情報をきちんと把握して対応するような医師や医療機関を選ぶ重要性も高まっていると言えるでしょう。

〈10〉

放射線治療、なぜ効くのか

がん研有明病院 放射線治療部部長　小口 正彦

放射線治療は、手術、薬物療法と並ぶ三大療法の一つでやはり日進月歩で進化しています。

監修者紹介

小口 正彦

放射線治療は医師・技師・医学物理士・看護師・事務員のチームワークで行っています。バス会社に、たとえることができます。安全で乗り心地の良い車両・上手な運転手さん・気配りのできる車掌さん・適切な路線の選択と運航計画。病院では、医師ががん病巣を的確に判断し技師や医学物理士と放射線治療計画を立て、高精度の放射線治療機器を優れた技師が操作しています。看護師は患者さんの日常生活を、事務員はスケジュール調整など担当します。さらに言えば、バス停にしか止まらないバスより、自宅まで見届けてくれるタクシーが便利です。患者さん個々の治療目標に到達できるように、個別化したがん放射線治療を進めてまいります。

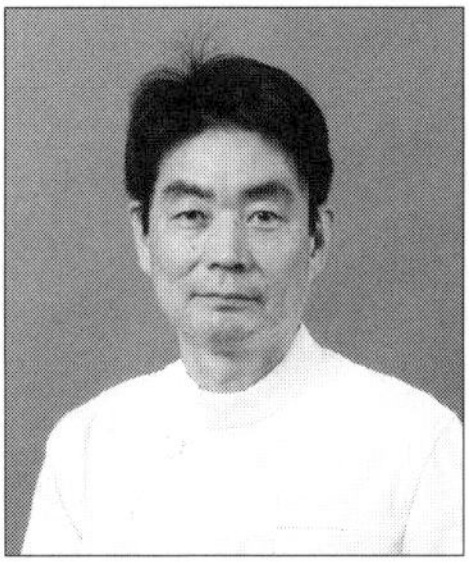

おぐち・まさひこ● 1983 年、信州大学医学部卒業。同附属病院中央放射線部助教授を経て、平成 12 年癌研究会附属病院放射線治療科医長、平成 21 年癌研有明病院放射線治療科部長、放射線専門医・放射線治療認定医・がん治療認定医　趣味：市民ランナー

1　がん細胞は正常細胞より影響を受けやすい

放射線治療の技術革新

放射線で治療をする——そう聞いて、どことなく違和感を覚える方もいらっしゃるかもしれません。特に福島第一原発事故以降、「放射線」は〝恐ろしいもの〟というマイナスイメージも先行しがちです。放射線治療にまで漠然と不安を抱いてしまう方もいらっしゃるようです。

しかし、そんな今だからこそ、放射線治療について正しく理解しておきたいもの。このところの放射線治療の技術革新には目覚ましいものがあります。治療効果が飛躍的に向上し、これまでは手術で切除しないと治癒は不可能と考えられていたがんでさえ、根治も可能となってきています。副作用も軽減されてきました。こうした恩恵は、できるものならきちんと享受したいですよね。

がん細胞のＤＮＡに傷をつけ、それ以上増えられないようにする

そこでまず、根本的なギモン。放射線とは何者で、どう治療に使うのでしょう？

端的に言ってしまえば、放射線とは「電離能力を持つ電磁波と粒子線の総称」です。粒子線については後ほど説明するとして、まずは「電離能力を持つ電磁波」について説明します。放射線治療の主役であるX線も、この電離能力がある電磁波の一種です。

電磁波とは「電気と磁気の両方の性質を持った波」のことです。その実体は、質量がゼロの「光子」と呼ばれる粒子が、波を描いて空間を進んでいくもの（光子線）です。

この波頭と波頭の間の距離を「波長」と呼びます。図（左頁）のように、波長の長いのが、「光」や「電波」です。電磁波と聞くと難しそうですが、かなり身近なもの。必ずしも人体を直ちに害するものではないんですね。ただし波長の短いものは話が別です。ガンマ線とX線はエネルギーが大きく、物質を構成する原子の中を通過したり、物質を壊れやすくする能力を持っています。原子や分子が持つ電子を叩き出す「電離能力」があるためです。

では、これらの放射線をがん細胞に当てたら（「照射」と言います）どうなるでしょうか。まず、細胞に含まれる水分子などから電子が電離します。その電子は居場所を求めて無理やりDNAのどこかに入り込もうとします。また、水分子を構成していた原子も電子を失って不安定な状態になり、DNAから電子を奪って安定しようとします。その結果、DNAが原子・分子レベルで切断・破壊され、正常な複製・増殖が妨げられるのです。

影響を受けるのはがん細胞だけではありません。放射線が通り抜けていくすべての正常細胞

電磁波

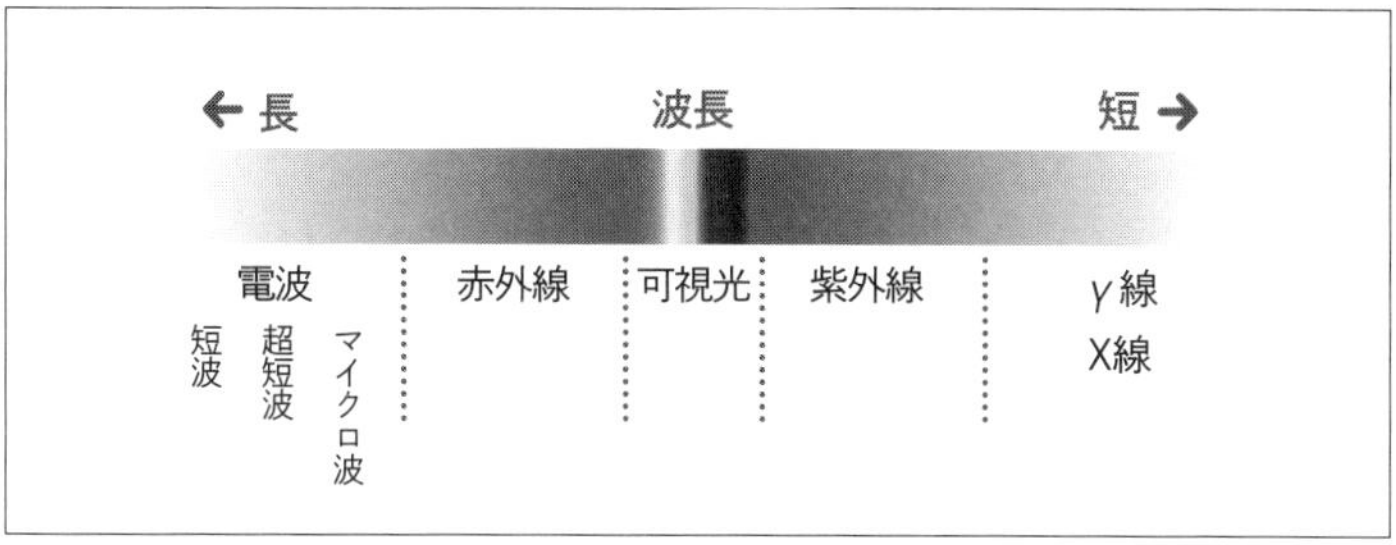

放射線治療の仕組み

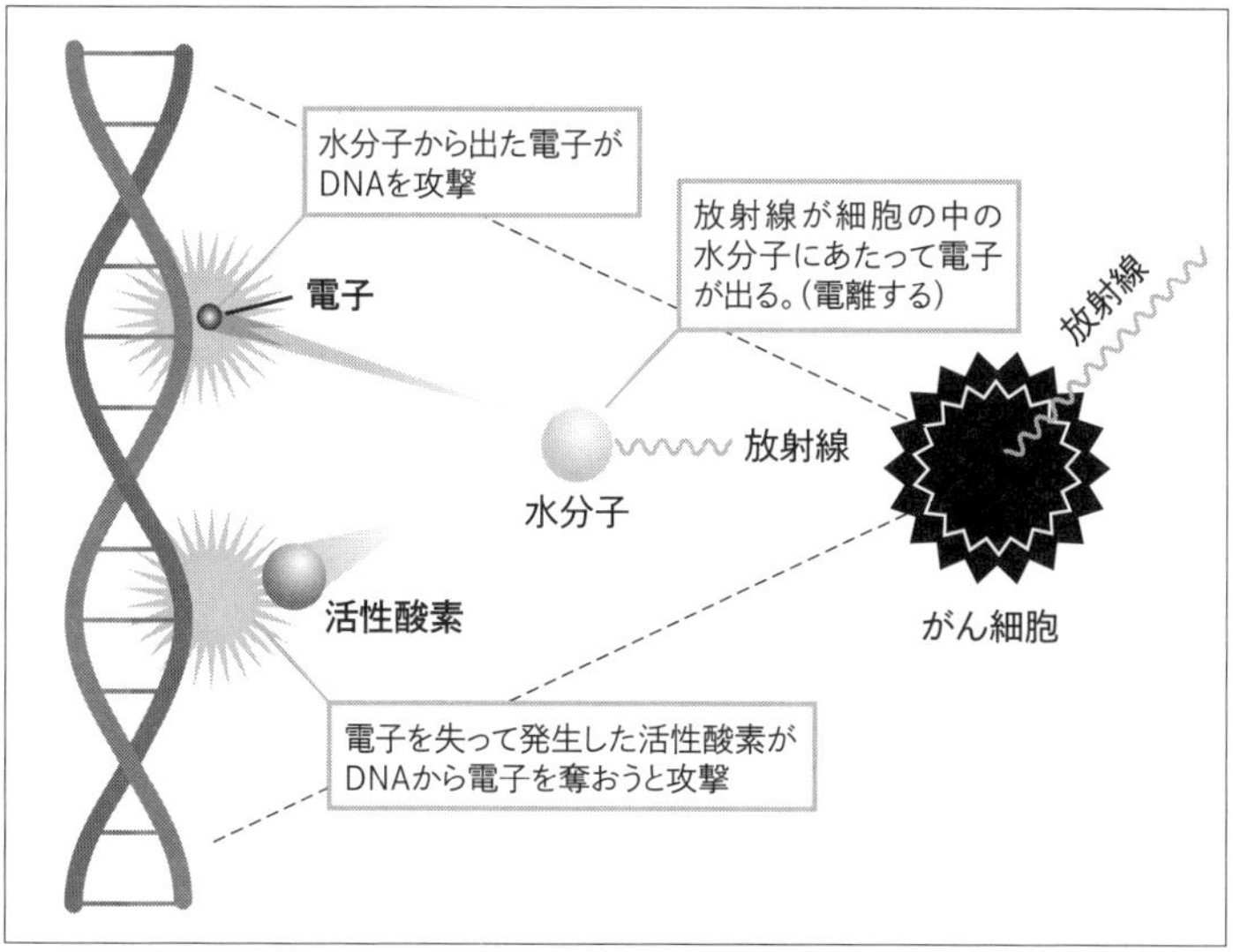

に影響は及びます。

がん細胞は通常細胞より放射線の影響を受けやすい

ただ、がん細胞は細胞分裂を際限なく行っているために、正常細胞より放射線の影響も受けやすいと考えられます。ＤＮＡは通常、二本の鎖がはしご状にペアになってらせん形を描いていますが、それが細胞分裂時にはほどけて一本鎖になります。一本鎖だとダメージを受けやすく、修復の能力も低いのです。がん細胞は、常にそうした不安定な状態にあります。つまり、正常細胞よりも放射線による影響が大きく、受けたダメージを修復しにくい傾向がある、ということです。

照射するエネルギーを強めれば、当たった範囲のがん細胞を壊すことができます。しかし、本末転倒にならないためには、放射線が患部に到達する時に通り過ぎることになる正常細胞への影響も考慮しなければなりません。伝統的な放射線治療は、適切な量を何回にも分けて照射（分割照射）することで、正常細胞がダメージから回復するのを待ちつつ、がん細胞を壊すことで成り立ってきました。

もともと放射線は、細胞一つひとつを狙うこともできるほど細いビーム（粒子の流れ）です。あとは照射の方法、精度、放射線の種類や発生のさせ方（線源）次第というわけですが、技術開発は容易なことではありません。

治療用X線装置のリニアックでは、高圧の電磁場で電子を加速させ、それを金属にぶつけた衝撃でX線を生み出しています。スイッチ一つでX線の発生を制御でき、広く普及しています。

ガンマ線については、後ほどご紹介します。

2 切らずに済んで、副作用も最小限

全身への影響が少なく、通院で可能なことも多い

放射線治療は、基本的には、固形がんを「切らずに壊す」ものです。切らずに済むのが最大のメリットで、がんの状態などにより根治治療の重要な選択肢にもなっています。頭や首などのがんではしばしば第一の選択肢にもなっています。

さらには、がんを小さくして症状を和らげる緩和治療に用いられたり、外科手術、薬物療法（化学療法、ホルモン療法、分子標的薬）などと組み合わせることも増えています。例えば、放射線治療が効きにくいとされてきた腺がん（消化液など体液を分泌する腺の細胞のがん）でも、このタイプの下部直腸がんに抗がん剤と併用する化学放射線治療が術前治療として導入されてきて

います。

放射線治療は、全身への影響が小さく、高齢者や全身状態が悪化した患者でも比較的負担が少なくて済みます。入院を必要としない場合が多く、通院でよいのでQOLが維持しやすいのも魅力です。

気になる副作用は、基本的に照射された領域にしか生じません。皮膚に腫れや発赤、脱毛が見られたり、場合によって吐き気や眠気などの症状が出ることもあります。さらに、治療から半年〜数年して現れる「晩発性放射線有害事象」や、稀ながら、白血病をはじめとする二次がんなど、命に関わるケースもあります。

ピンポイント照射の技術革新

放射線の使い方は、腫瘍の種類や状態によって大きく三通りに分かれます。

第一の使い方は、割合としては多くないものの、肺がんや肝がんの早期、脳転移など、腫瘍が小さく正常組織との境界も明瞭な場合です。

がん病巣だけにピンポイントで照射できれば、副作用少なく高い治療効果が見込まれます。

ただし、これには二つの面で障害がありました。まず、がん病巣が、呼吸や拍動の影響を受けて体の中で結構動くということ。もう一つは、照射技術の限界です。

従来の照射技術は、体の前後からX線でがん病巣を広めに挟み撃ちにするものだったため、病巣に照射するには確実でも、同時に多くの正常組織にも照射してしまうことになり、副作用が生じたり、十分な線量をかけられず治療効果が上がらなくなったりしていました。

この課題を解決するために開発されたのが、定位放射線治療（ＳＲＴ）です。複数の異なる角度から、がんの病巣部位へ集中して放射線を照射することで、正常組織へのダメージを分散しつつ、病巣にはより多くの線量を照射するものです。初期には専用機として、ガンマナイフやサイバーナイフが使われました。

ガンマナイフは、半球状に並んだ二〇〇個以上の線源から出たガンマ線を、脳腫瘍病巣に向けて集中照射する装置です。主に転移性脳腫瘍に効果を発揮します。

ガンマ線とは電子を操作してゼロから作り出される放

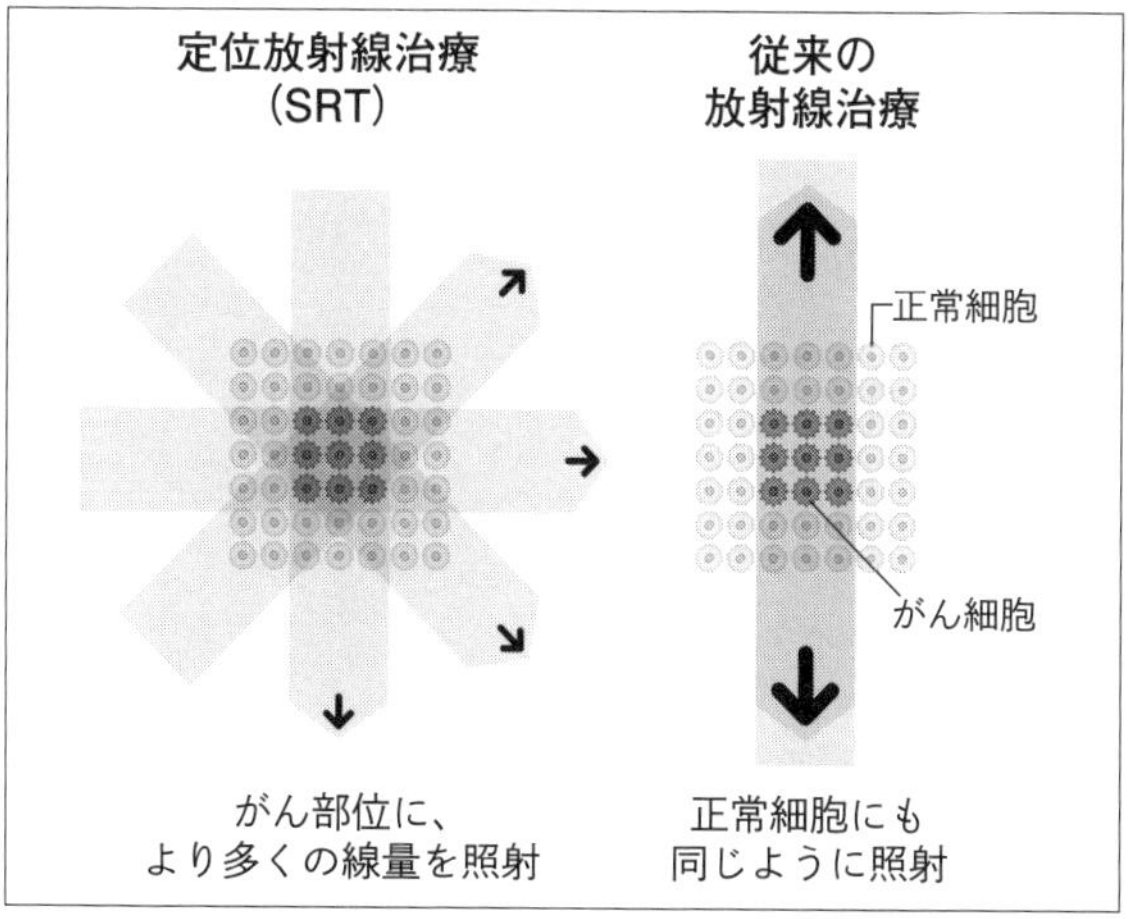

射線ではなく、線源となる放射性同位元素（ＲＩ）から自然に放出される放射線のことです。ＲＩは、「構造的に不安定な状態にあるために、時間とともに自然に放射線を放出しながら壊れ、他の原子核に変わっていく元素」の総称です。放射線を出す能力、つまり「放射能」がある、と表現されます。一般に「放射性物質」と呼ばれるのもこれです。個々のガンマ線は細く弱いので副作用も少なく、一方、病巣では集まって大きな線量となり、高い治療効果が得られます。ナイフで切り取ったように病巣を破壊できることから、ガンマナイフの名がつきました。

ただ、患者の体が動いて誤った位置へ照射するのを防ぐため、ヘルメット型の金属製の枠を頭蓋骨に取り付けて頭を固定する必要があり、治療範囲にも限界があります。

そこで、この不都合を解消し、さらに体幹部の定位照射用に進化させた装置がサイバーナイフです。

サイバーナイフは、超小型Ｘ線装置にコンピューター制御の高精度ロボットアームを組み合わせたものです。自由な位置と角度から弱いＸ線を何本も病巣の一点に集中して照射します。位置の確認にメッシュ状のマスクを着けますが、ガンマナイフのようにがっちり固定しなくても大丈夫です。巡航ミサイルのように正確な位置追跡技術で、患者さんが多少動いても的確に照射できる仕組みなのです。

最近では、リニアックもＳＲＴを容易にできるシステムに進化してきています。

がん病巣が体内で動く課題に対しても、画像診断の技術やコンピュータの進歩によって、どう動くかを把握・予測し待ち伏せして照射する四次元放射線治療の考え方が一般的になってきています。

極めて精密に当てられる強度変調放射線治療（ＩＭＲＴ）

放射線治療の効果を飛躍的に向上させたＳＲＴ（定位放射線治療）ですが、まだまだ課題もありました。小さな病巣であればよいのですが、大きく複雑な形の腫瘍にまでは対応しきれないのです。そこを解決すべく開発されたのが、強度変調放射線治療（ＩＭＲＴ）です。

ＩＭＲＴは、コンピューターでの線量計算に基づいて、多方向から照射される放射線の量を細かく調整するものです。多く放射線を当てたい部分、中等量でよい部分、照射を避けたい部分を詳細に設定できます。立体的な照射によって、高精度で腫瘍の形状に合わせた線量分布を作り出し、正常組織の被曝量を最小限にして副作用を小さくできます。

具体的な装置としては、どのように線量分布させるか制御する治療計画装置と照射ビームの形を変形させる装置を備えているリニアック、それに患者個別の線量検証ツールが用いられます。

ＩＭＲＴは、二〇一〇年四月から固形がんすべてに保険適用となりました。頭頸部がん、前

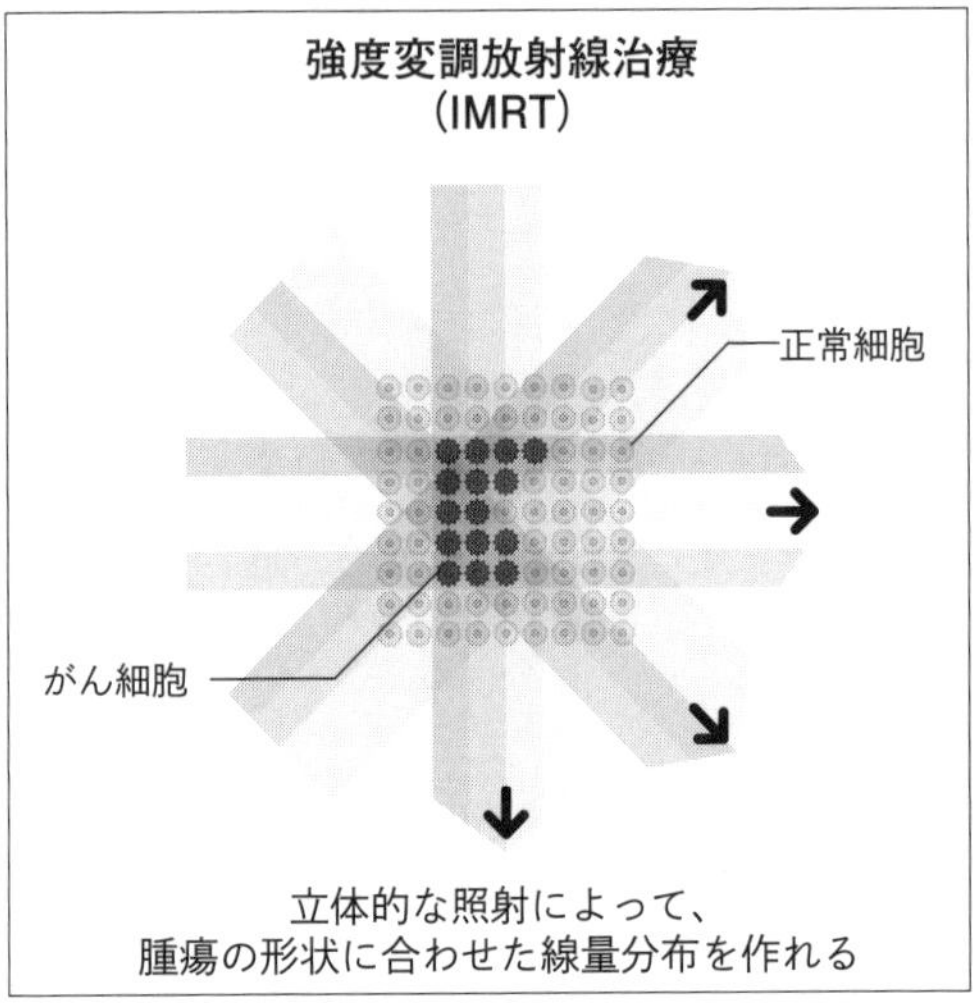

粒子線治療の種類

	陽子線治療	重粒子線治療
線量の集中性	従来の放射線治療（電磁波）より線量の集中性が格段に優れているので、周囲の正常細胞に対する障害を著しく軽減できる	陽子線よりもさらに集中性が優れている
細胞の殺傷効果	従来の放射線治療と同じ	陽子線より2～3倍も効果がある
酸素濃度の低いがんに対する効果	従来の放射線治療と同じ	効果がある
放射線抵抗性がんに対する効果	従来の放射線治療と同じ	陽子線より2～3倍も効果がある
分割照射回数	従来の放射線治療より少ない	陽子線よりさらに少ない

立腺がん、脳腫瘍などのケースでよく利用されています。

陽子線治療と重粒子線治療

一番最初に説明しましたように、「放射線」には電磁波の他に粒子線（目に見えない小さな粒子が、高速で一定方向に向かい細い流れ）のグループもあり、それらもピンポイント照射のがん治療に用いられています。陽子を使うものは「陽子線治療」、炭素の原子核を照射するものは「重粒子線治療」と呼ばれ、二〇一六年四月から一部の固形がんについて、保険適用となっています。

これら粒子線治療では、サイクロトロンやシンクロトロンといった円形加速器を使って陽子や炭素の原子核を加速し、がんに集中して照射します。粒子には、「運動を停止する直前に最大のエネルギーを放出する」という性質があり、がん病巣の内部で粒子が最大のエネルギーを放出するように速度を調節するのです。エネルギーが一定に伝わっていく従来の放射線と違って、あたかもがん病巣をくり抜くように照射でき、正常な組織への影響は大幅に抑えられる、というわけです。

重粒子線治療では、表のようなタイプのがん細胞も殺すことができるのが画期的。しかし他方、高いエネルギーを集中させるので、少しでも的を外せば大変です。そのため胃や腸のように不規則に動く臓器や、白血病のように全身に広がっているがんには適応できず、効果は遠隔転移のない固形がんに限定されます。

体の中から照射する密封小線源治療

通常、放射線は体の外から照射します。しかし、体の中から照射する方法も使われています。小線源治療と言います。

線源としてＲＩをがん病巣内もしくはその傍らに入れます。がん病巣に集中して照射し、周囲の正常組織への影響を小さくする目的です。体の中でがん病巣が動いたとしても、ＲＩも一緒に動くというメリットがあります。イリジウム、ヨード、セシウム、リン、金などのＲＩがそのまま、あるいは管や針などさまざまな形状の容器に密封されて使われます。

一定の期間入れた後で取り除く一時刺入法と、入れたままにする永久刺入法とがあります。一時刺入法は、子宮頸がん、前立腺がん、口腔がん、頭頸部がん、乳がん術後などで行われています。永久刺入法が行われるのは前立腺がんです。いずれも、大きく成長した腫瘍には適していません。

医療従事者の被ばくを軽減するため、遠隔操作式の充填装置が開発され、広く普及しています。

3　最新の放射線治療

正常組織に混ざったがんを射つ

ここまで第一の使い方に用いる高精度照射技術の数々をご紹介してきましたが、実際に放射線治療を受ける症例で最も多いのは、骨転移や局所で進行したがんです。この場合、正常組織の中にがん細胞が浸み込むように入り込んでしまっていて、境界がハッキリしません。

中心部にある明らかに腫瘍という部分はピンポイント照射と同じ原理で扱えますが、周辺の混じり合っている部分については、正常細胞は耐えて回復できるけれど、がん細胞は回復できないという線量を何回にも分けて照射する方法が取られます。

これが第二の使い方で、得意とするのが、先ほども説明したＩＭＲＴです。

ただし、コンピュータや線量計算ソフトの性能が劇的に向上したことに伴って、専用機を使わずとも工夫次第では、最も普及している一般のリニアックで同じような効果を上げることが可能になってきました。それだけに、機器の性能で差がつくのではなく、放射線治療医を含むチームの腕によって差がつく時代になってきたと言えます。

免疫の力を生かす

今後の進展を期待されているのが、多くの転移巣がある患者に対して、放射線照射によって免疫の力を引き出そうとする第三の使い方です。

放射線治療によってがん細胞が破壊されると、条件次第では破壊された細胞と同じ目印を持つがんを攻撃できる免疫細胞が増えてきます。そして、稀にではありますが、放射線照射の後、放射線は当たっていないはずの部位で腫瘍が小さくなったり消えたりすることがあり、アブスコパル効果と呼ばれます。これは、がん細胞を攻撃できる免疫細胞が増え、他の部位に移動して活動したためと考えられています。

この効果は、免疫チェックポイント阻害剤（９章参照）との相性が良く、効き目を増強できるのでないかと考えられており、併用する臨床試験が世界中で盛んに行われています。

足りない放射線治療の専門家

治療機器の進歩により、今では放射線治療の治療効果は格段に高くなり、副作用は大幅に低減されています。ただ、最新の放射線治療機器は高額で施設にも多額の費用がかかるため、設置されている施設とされていない施設で、病院間の格差も大きくなっています。さらに日本では、海外と比べて高度な治療機器が設置されていても、十分に活用されていることは少ないと言われます。

最大の障害は、放射線治療の専門家（放射線治療専門医、放射線治療専門技師、医学物理士、放射線治療認定看護師）が全く足りないことです。一回の放射線量をどれくらい、何回程度放射したらよいかなどの治療計画は、がんの種類、大きさ、患者の状態などから総合的に判断しなくてはなりません。抗がん剤ほどではないにせよ副作用もあり、稀とはいえ重篤な晩発性障害（放射線に被曝したのち、長い潜伏期間を経て現われる障害）もあり得ます。高度な治療機器も、医師の適切な判断が得られない状態では宝の持ち腐れとなってしまうのです。にもかかわらず日本では医学部でも、放射線治療についての教育は十分に時間が確保されていません。

確かにこれまで日本のがん医療は外科が牽引し、世界的にも良好な成績を修めてきました。放射線治療で手術と同等の生存率が得られる場合でも、手術を第一選択とすることがまだまだ多いのには、そんな経緯もあるようです。

欧米では、がん患者の六割以上が放射線治療を受けています。がん治療を始める際には主治医とよく相談し、場合によってはセカンドオピニオンも活用しつつ、放射線治療の可能性を検討してみてもよいかもしれません。

「がん研」ここがポイント 6

年間手術 8700 件以上

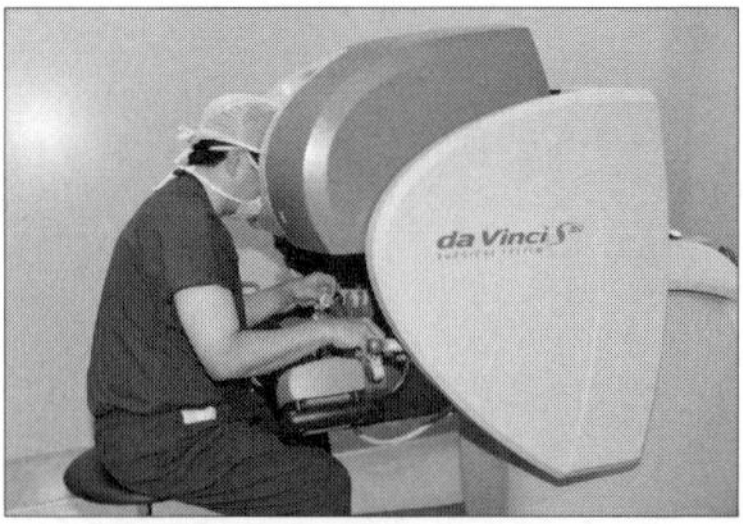

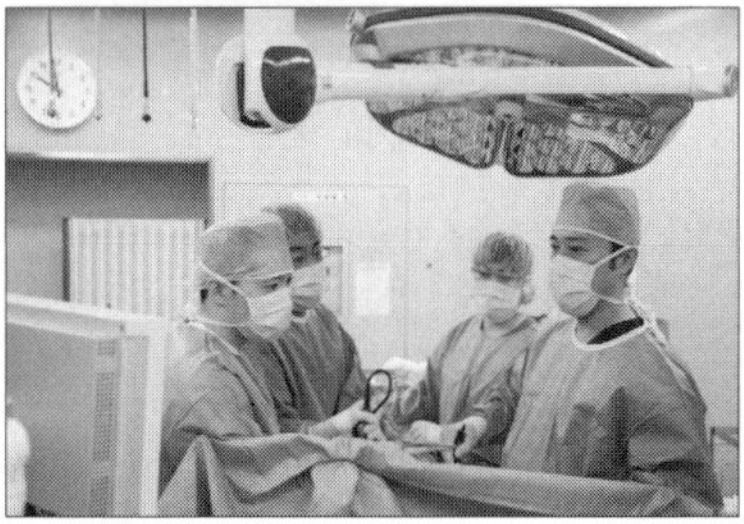

がん研有明病院最大の特徴は、その手術数の多さです。臓器や症状ごとに経験豊富なスペシャリストが在籍し、開腹手術はもちろん、鏡視下手術（腹腔鏡や胸腔鏡）、ロボット支援手術など、患者さん一人ひとりに適した治療を行っています。

〈11〉

口腔ケア、なぜ大事なのか

がん研有明病院　歯科部長　富塚　健

がん患者の口の中の状態は、その治療結果に大きな影響を与えます。二〇一二年からは、がん患者の口腔を守るための医科歯科連携の重要性が認められ、保険収載されています。

監修者紹介

富塚 健

当院歯科では、患者さんのQOL（生活の質）を保ち、がん治療が確実かつスムーズに進むよう、口の中の環境を整えるための診療に日々あたっています。歯科衛生士と協力し、がん治療に伴う口内炎や口腔乾燥への対処や、手術後の肺炎などの合併症予防、できるだけ口から食事を摂っていただくための歯科処置などを行っています。

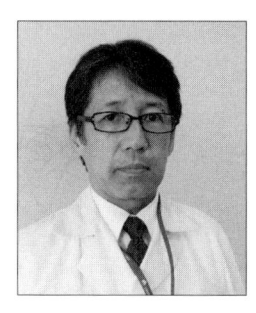

とみづか・けん● 1986年、東京医科歯科大歯学部卒業。1990年、同大学院を修了し、1992年から東京大学医学部附属病院にて歯科口腔外科助手、顎口腔外科・歯科矯正歯科講師を務めた後、2007年に新潟大学大学院医歯学総合研究科准教授。2012年より現職。

1 口腔内環境がさまざまなトラブルの原因に

合併症のリスク低減には口腔ケアが重要

がんの治療中は、口腔内にさまざまな合併症が発生しやすくなります。

口腔内の合併症の原因は、抗がん剤あるいは放射線照射の副作用であったり、体力・免疫力の低下から口の中にもともといた歯周病菌やむし歯菌が勢いづいたりと様々です。特に、照射時に放射線が口腔内を通過しやすい頭頸部がんや手術後に誤嚥を起こしやすい食道がん、免疫力低下の起きやすい薬を使う血液腫瘍などで、口腔ケアの重要性がより高いと言えます。

合併症は、患者に肉体的かつ精神的な苦痛を与え、場合によってはがん治療を最後まで完遂できなくさせるので、合併症を制御できるか否かが治療成績の良し悪しに影響します。

治療の副作用については対症療法で症状を緩和したり、二次感染を防ぐしかありませんが、がん治療の合併症の原因になりそうな歯周病や、進行したむし歯は事前に治療しておくのが理想です。

いったんがんの治療が始まってしまうと、気分がすぐれなかったり、体力や免疫力の問題も出たりして、歯科治療は難しくなる場合があります。

がん治療開始前に口腔ケアを行う必要あり

がんの治療が始まる前に、できるだけ時間の余裕を持って口の中の状態を整えることが重要です。実際、がんであると確定診断するための検査と並行して、最低限必要と思われる歯科処置を始めることも多くあります。

口腔ケアが注目されるに至った大きなきっかけが、一九九九年に英国の一流医学雑誌『Lancet』に掲載された、いわゆる「米山論文」です。

静岡でクリニックを開業している米山武義歯科医師が、東北大との共同研究の成果として、全国一一の老人ホームで歯科衛生士による口腔ケアを週一回、二年にわたって実施しました。すると口腔ケアを受けた高齢者で発熱が半減しました。肺炎の発症者も約四割減少、かかっても重症化せずに死亡率が低く抑えられたというのです。

口腔ケアが誤嚥性肺炎の予防に効果的であると世界へ示され、その後の医科歯科連携への足掛かりとなりました。

がん治療に生じる口に関連する合併症

緩和ケア

・口内の乾燥
・味覚異常
・口内炎
・誤嚥性肺炎
・むし歯や歯周病の悪化
・口の中が不衛生に
・口臭

外科療法（手術）

・手術の傷の感染
（・誤嚥性肺炎）

化学療法（抗がん剤）

・口内炎
・唾液腺障害
・味覚異常
・むし歯が多発し進行
・顎の骨が壊死
・口を開けるのが困難に

放射線療法

・口内炎
・むし歯や歯周病の悪化
・口内の乾燥
・異常な免疫反応
・味覚異常

口腔ケアで症状緩和、
感染回避治療完遂をサポート
→
医療経済的効果
QOL の向上

2　まさに口は禍の元

がん治療で頻発する口内炎

がん治療の合併症として最も多く見られるのは、口内炎です。口内炎と言っても、日常的に経験する数ミリ程度の可愛らしいものとは違います。粘膜や舌を覆うように拡がり、耐え難い痛みを生じる場合もあります。厳密には、通常の口内炎と区別して「口腔粘膜炎」と呼ばれます。

抗がん剤による副作用の場合、唇や頬の内側あるいは舌など、よく動かす粘膜に出来ます。薬剤の種類によっても出来やすさは違いますが、一過性で薬の投与が始まってから三～四週間経つと粘膜が再生し治癒します。

放射線の副作用の場合は、放射線が当たった口の中の粘膜はすべて口内炎になる可能性があります。さらに厄介なのは、歯科治療で歯に金属が被せてあったりした場合です。放射線が散乱して粘膜に当たる量が増え、口内炎が重症化してしまうため、照射の仕方に工夫が必要となり、防護用のマウスピースを装着したり、場合によっては金属の被せ物を事前に外したりします。

抗がん剤と放射線いずれの場合も、治療開始直後よりも一週間前後すぎた頃から口内炎が出始め、二次感染の危険も高くなります。上皮組織は、一番深い所から順次表面へ細胞が移動し、最表面からはがれ落ちて新しい細胞に置き換わります。ダメージを受けた上皮最深部の細胞が表面に移動してきて、粘膜にびらんや潰瘍が生じて痛みが出るのが、いわゆる口内炎です。その間、一〇日前後かかるのです。

残念ながら、がん治療による口内炎は予防できません。発症してしまったら、口内を清潔に保ち、保湿し、痛みを取り去る治療が行われます（対症療法）。食事が困難になることが予測される場合には、一時的に胃瘻が取り着けられることもあります。

治療別 口内炎の発生頻度

化学療法	40％
頭頸部の放射線治療	30〜60％
口腔領域が照射野に入る放射線治療	100％
造血幹細胞移植時（プラス高投与量の化学療法）	76％

Naidu MU,et al:Neoplasia 6:423,2004他より編集部にて作成

口腔乾燥も深刻

口の中の乾燥も深刻な問題です。抗がん剤や放射線が唾液を分泌する細胞にダメージを与えてしまうのです。食べ物は飲み込みづらくなり、口内炎の痛みも強まります。特に唾液腺が傷

抗がん剤・放射線治療による口内炎の経過

2〜10日目	0〜2日目	
第3段階	**第2段階**	**第1段階**
炎症性サイトカインとアポトーシス誘導シグナルが炎症の悪循環を招き、上皮細胞の損傷が進む。	損傷を受けたDNAにより炎症性サイトカインが誘導され、炎症反応が起きてくる。	抗がん剤または放射線照射で生じた活性酸素により、上皮組織の深部のDNA鎖が切断され、損傷を受ける。

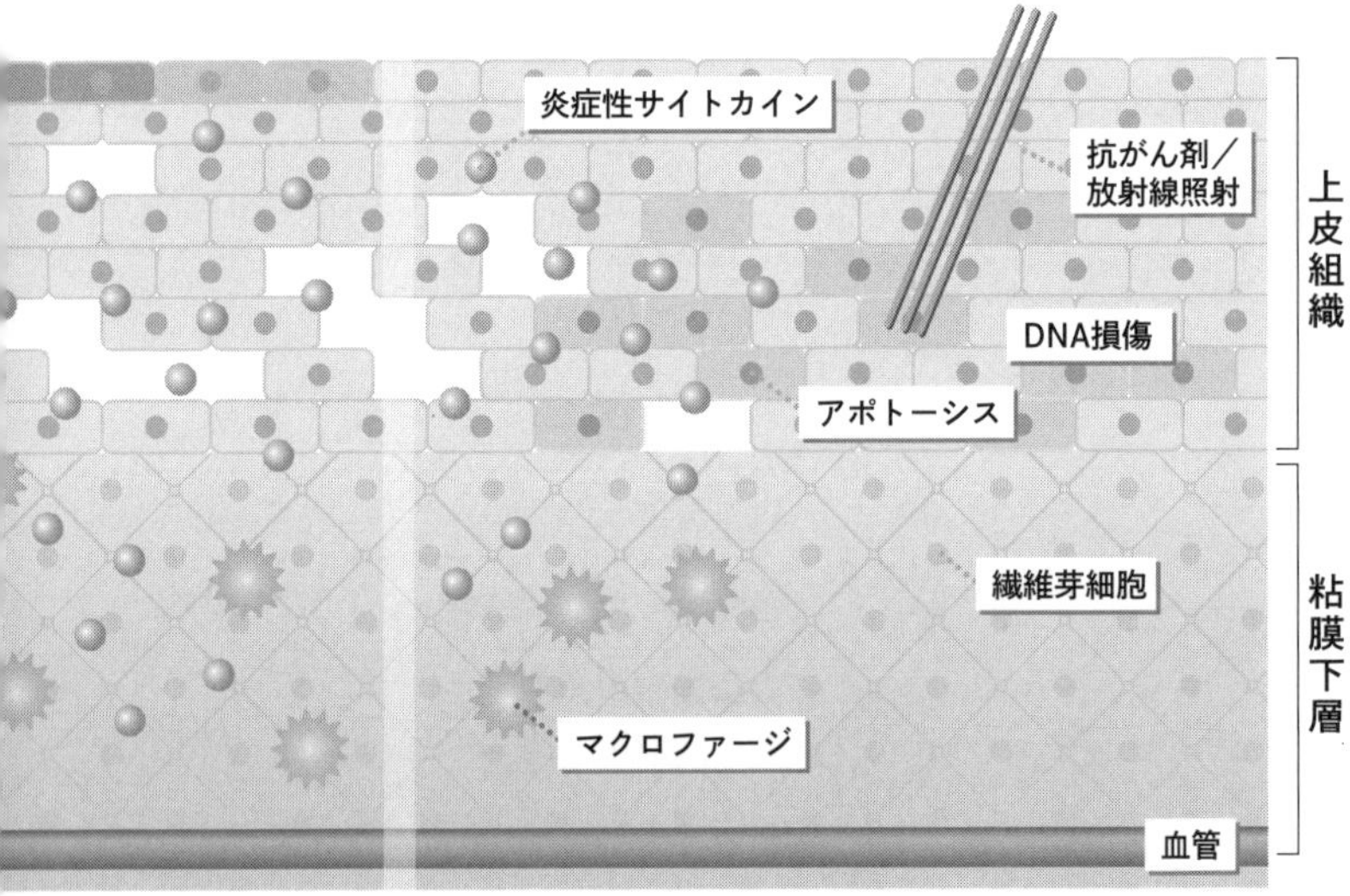

14～21日目

最終段階

がん治療後2～3週間以内に、上皮細胞が増殖・分化し、治癒し始める。白血球数も正常化する。

10～14日目

第4段階

炎症性浸潤が粘膜上に現れ、さらに粘膜下層へ達し潰瘍化する。細胞損傷と痛みが激しくなり、感染に対して無防備に。

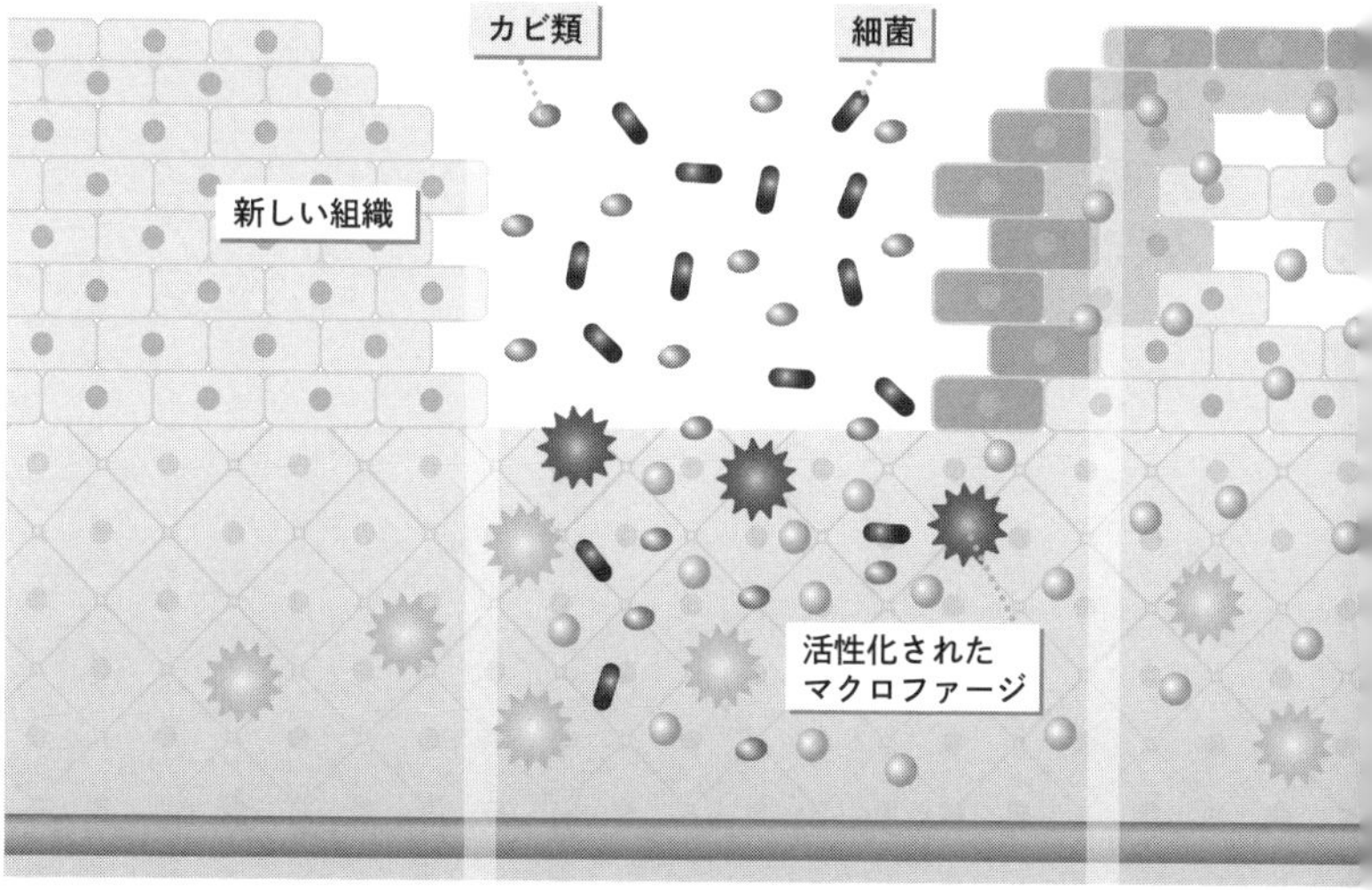

害され回復不能になれば、うがいや保湿剤によるケアをずっと続けていかねばなりません。頭頸部がんなど、部位によっては、これが避けられないこともあります。

唾液は抗菌成分を含み、口の中を洗う作用があります。ただでさえ体力が落ち、抵抗力が落ちているところに唾液の減少が続けば、口の中のバイ菌も一気に増えます。カンジタ（カビの一種）やヘルペスなどのウイルスにも感染しやすくなります。もちろん、むし歯や歯周病も悪化傾向となります。

感染は口の中に留まりません。知らず知らずのうちに唾液と共に細菌が気管から肺に入って誤嚥性肺炎を発症させたり、口内炎や歯周炎などの炎症部分から血液に入って敗血症などを発症し、全身で生命に関わる症状をひき起こすこともあります。

外科手術の全身麻酔の際には、人工呼吸のための管を口から喉を通して気管の中に挿入します。歯が、歯周病などでグラグラになっていると、ちょっとの力で抜けてしまうことがあります。管を唾液が伝っていくので、歯周病菌などによって肺炎も起き得ます。

3 そして時代は医科歯科連携へ

口腔ケアで術後の経過が明らかに改善

こうした合併症の対策として口腔ケアにいち早く着目したのが、静岡県立静岡がんセンターでした。二〇〇二年の設立当初から歯科口腔外科の主導で、口腔ケアを全国に先駆け本格的に推進しました。がん治療が始まる前から、歯科治療のみならず歯石除去やブラッシング指導など口内の衛生状態の改善を図りました。

その結果、口の中の炎症が治まると全身状態も良好に保たれ、口腔ケアを行わなかった場合と比べて、頭頸部がんの術後の経過が明らかに改善しました。感染や傷口が開くなどのトラブルは四分の一に減りました。食道がんでも、術後の肺炎が大幅に減少しました。

その後も各所から、口腔ケアのがん合併症予防効果を示す報告が相次いでいます。頭頸部がんの再建手術で傷口の合併症率がほぼ半減、特に感染が一〇分の一へと激減したという報告もあります。食道がんや口腔がんの術後肺炎の予防も、各地の医療機関で成果を上げてきました。

白血病などの血液腫瘍では、治療に有効な薬剤が口内炎を高頻度でひき起こしてしまいます。

頭頸部がん術後
合併症の発症率が低下

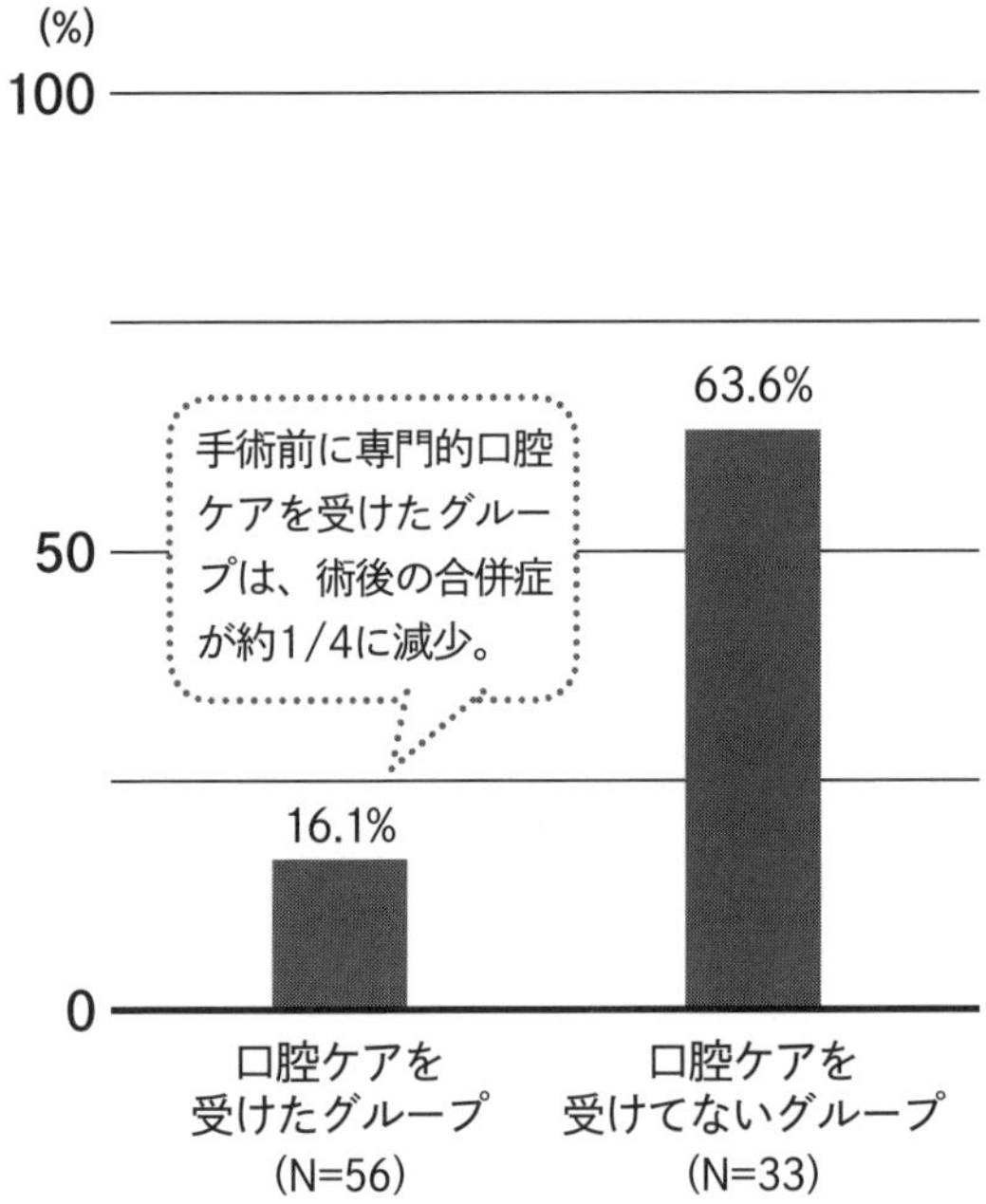

出典: 太田洋二郎,がん治療による口腔内合併症の実態調査及びその予防法の確立に関する研究. 厚生労働省がん研究報告集, 2003年度

岡山大学とその附属病院が〇五年から〇六年にかけて、造血幹細胞移植の患者を対象に口腔ケアを実施したところ、約八割に見られた口内炎が二割に減少しました。

院内に歯科がなければ開業歯科医と連携

もちろん歯科がない病院もあります。その場合は、地域歯科医師会などと連携することになります。

これにも静岡がんセンターが、先駆的に取り組みました。〇六年から地域の歯科医療機関と連携して、がん治療前から治療後まで包括的な口腔ケアを推進しました。さらには医療機関の研修も行ってきました。

この取り組みが高く評価され、一〇年には日本歯科医師会が先頭に立った医科歯科連携のモデル事業がスタートし、関東五都県の歯科医師会に呼びかけ、医科との連携に関する講習を行いました。そして、講習を受けて連携体制を整えた歯科医院のリストが作られました。がん治療前やがん治療中の患者の口腔ケアや歯科治療を行う歯科医院は確実に増えています。こうした流れを受け、一二年四月の診療報酬改定では、がん医療に関して「周術期口腔機能管理」という保険診療項目が追加されました。同年に政府が策定したがん対策推進基本計画（一二～一六年）にも、「医科歯科連携による口腔ケアの推進」が明記されました。

医療歯科連携イメージ（例）

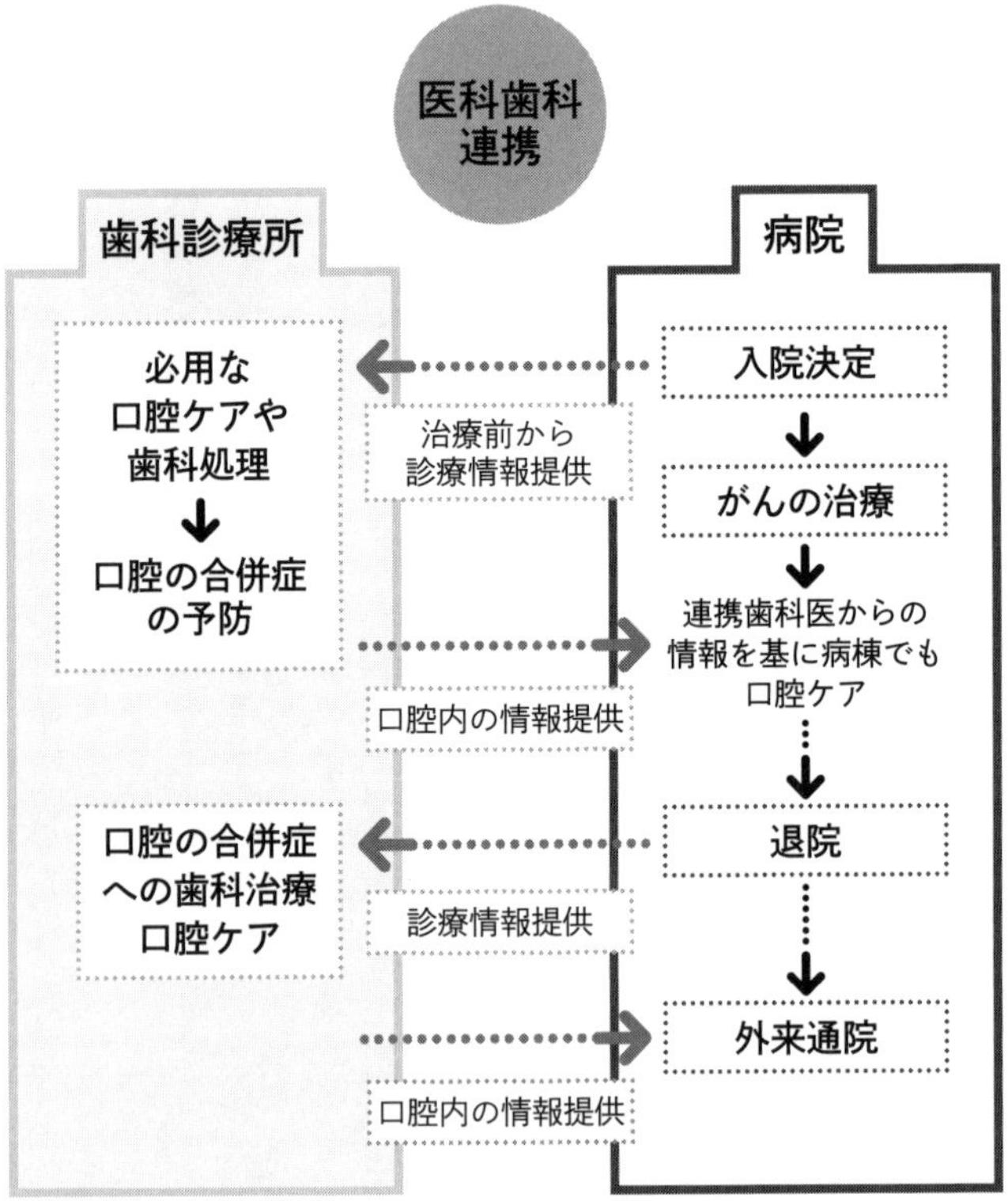

がん研有明病院でも種々のがんについて、手術や化学療法、放射線治療などが始まる前から口腔ケアや必要な歯科処置を行い、院内での連携をさらに強化しています。同時に患者のかかりつけの歯科医院や前述の講習を受けた歯科医院にも協力をお願いするようにしています。

「がん研」ここがポイント７

由緒正しきカニのシンボルマーク

蟹はギリシャ語でＫａｒｋｉｎｏｓ、英語でＣａｎｃｅｒと表記されますが、がんも意味します。

この図案は東京国立博物館所蔵の刀の鐔からとったもので、鐔は一五七〇年頃、尾張名古屋の刀工により作成されたものとされています。蟹の種類は本州にいるハクセンシオマネキ（Ｕｃａ ｌａｃｔｅａ）と思われます。

もともとは一九六六年、当研究会所属の吉田富三博士を会長として東京で開催された第九回国際癌会議のシンボルマークとして使われたもので、後に許可を得て当研究会のマークにしました。

〈12〉

こんなに多様な医療スタッフ

がん研有明病院 副院長 看護部長 清水 多嘉子
がん研有明病院 名誉院長 山口 俊晴

がん治療、頼れるのは自分と家族とお医者さん……そう思っていませんか？ 医療機関には、サポートしてくれる人たちが、皆さんの考えているよりずっと多くいます。

監修者紹介

清水 多嘉子

当院は、「がんの患者さんを支援したい」という強い思いを持って入職してきた看護師ばかりです。患者さん一人ひとりの人生や生活の質を大切に考え、どのような治療やケアを受けたいと思っていらっしゃるのか、看護師がどのようなサポートができるのかをいつも考えています。私たちのスローガンは「支えられて支えるひとになる」です。看護師や病院職員同志はもちろん、時には患者さんとの関わりにも支えられながら看護力を高め、さらによい支援をしていきたいと考えています。

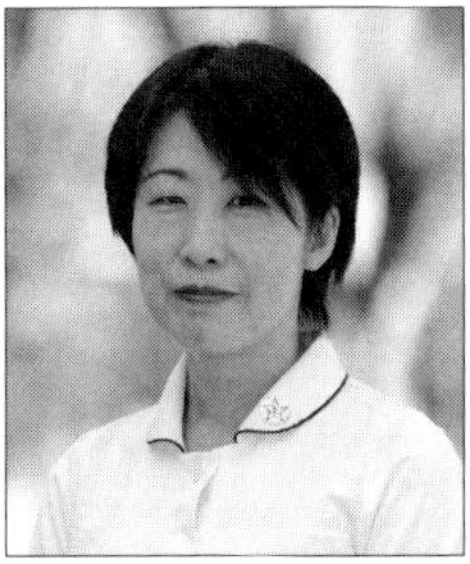

しみず・たかこ●奈良県立医科大学附属病院、京都大学医学部附属病院、文部科学省高等教育局医学教育課大学病院支援室、東京大学医学部附属病院を経て、13年、がん研有明病院副看護部長、15年、看護部長。16年4月より現職。

1 役割も資格も幅広い

医療スタッフはそれぞれの分野のプロフェッショナル

ひとくちにがん治療と言っても、臓器が多様であるのに加えて、検査、診断されてから入院して本格的治療が始まるまでや、入院中、退院後のフォローといったように、さまざまな治療があり、起きてくる問題や悩みも当然に千差万別です。その多様な悩みを誰に相談すればよいか、すぐに思いつくでしょうか。

前頁の図は、がんが疑われてから経過観察に至るまでの大まかな流れと、その間に関わってくれる代表的なメディカルスタッフです。それぞれの職種がどういうことを専門としてがん医療を支えているのか、次項から、順を追って見ていきましょう。

段階に応じて様々なスタッフが関わる

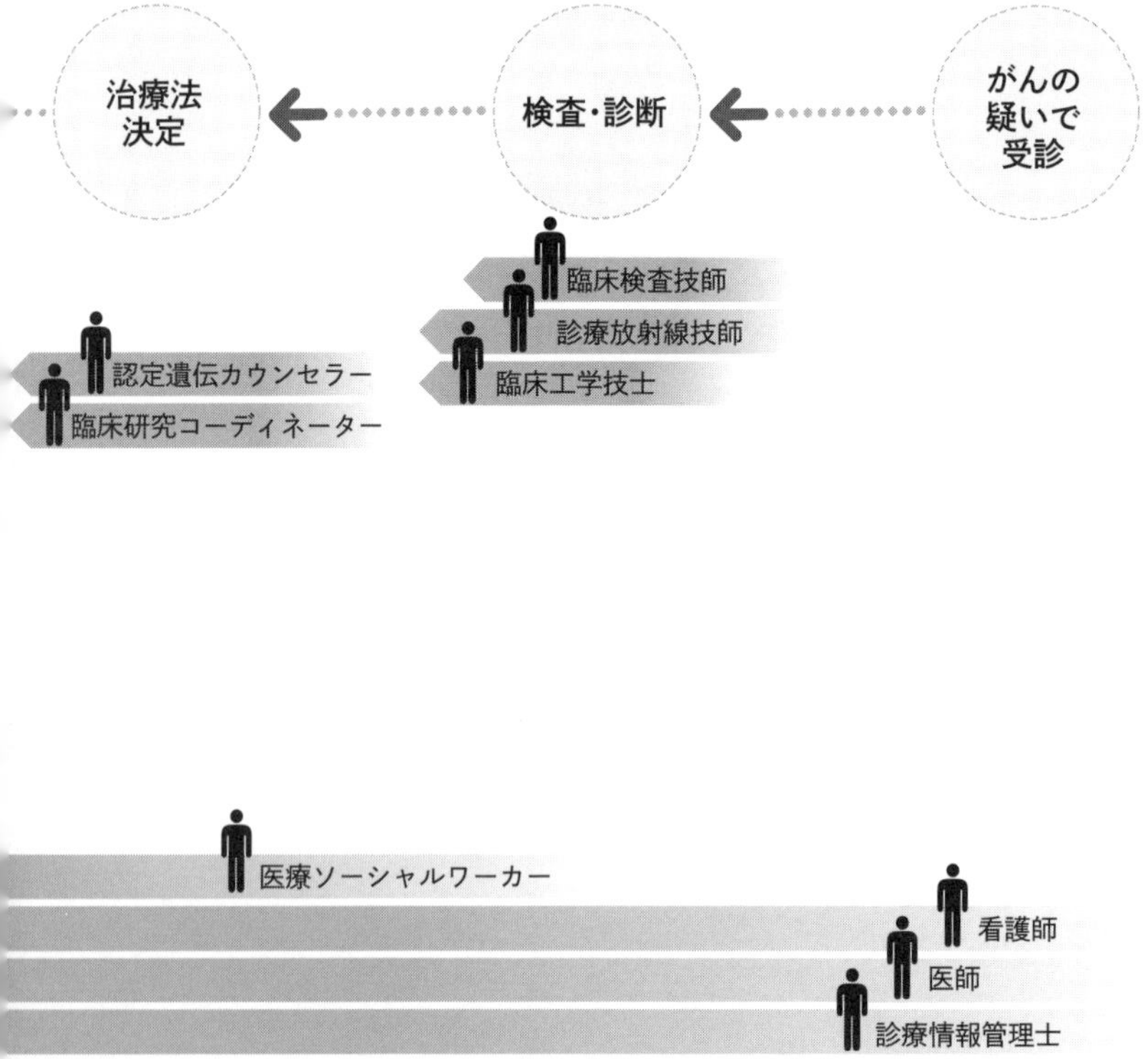

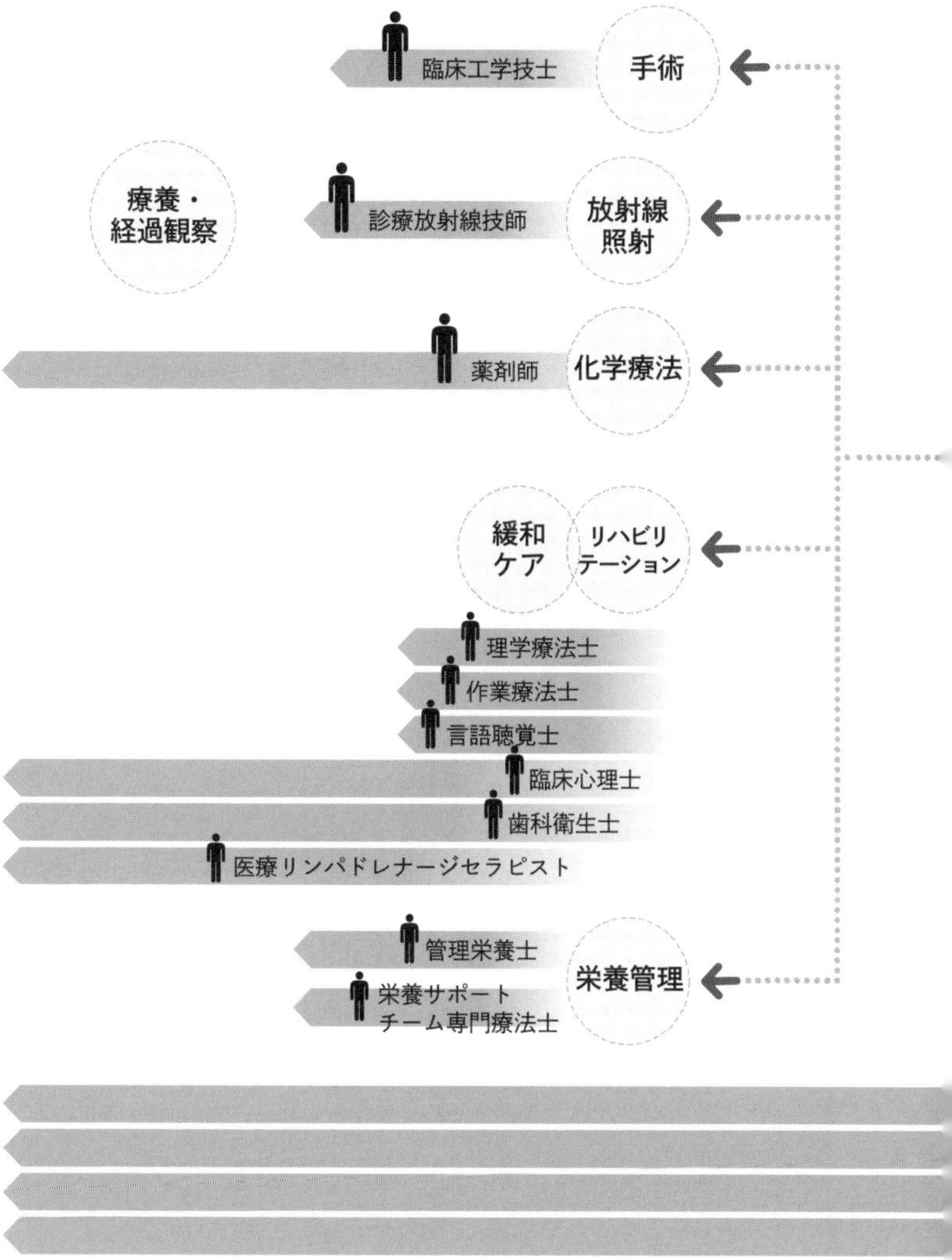
手術
臨床工学技士
療養・経過観察
放射線照射
診療放射線技師
化学療法
薬剤師
緩和ケア
リハビリテーション
理学療法士
作業療法士
言語聴覚士
臨床心理士
歯科衛生士
医療リンパドレナージセラピスト
栄養管理
管理栄養士
栄養サポートチーム専門療法士

2 検査から治療まで

いつでもそばにいる看護師

まず、すべてのタイミングで患者を支援するのが、看護師です。

看護師の仕事は法律で、「傷病者に対する『療養上の世話、又は診療の補助』を行う」と規定されています。

具体的には、検温・測脈・血圧測定・問診・記録、点滴・注射、与薬と説明、食事・清潔・排泄・移動の介助、各種検査の説明、退院後の生活のための教育、意思決定支援、患者の精神的ショックや治療への不安を受け止めることなど多岐にわたります。

そのため患者一人ひとりの状況を総合的に把握しているのが強みであり、あらゆる場面で患者さんの生活を支援しています。療養中であっても苦痛を最小限にし、快適でその人らしく生活できることを大切にしています。最も身近で、頼りになる存在です。伝えたいことや相談したいことがあったら遠慮せずに話してください。

なお、日本看護協会は、がん医療および看護における深い知識を持ち、患者の状態を見極める判断力や高い看護実践能力・コミュニケーション力でチーム医療の調整役になるほか、患者、医療者、家族間の橋渡しも行う存在として、がん看護専門看護師を認定しています。また、領域ごとに認定看護師という資格も設けています（次頁表参照）。これら専門・認定看護師の知識や技術は、多くの看護師に共有されています。

分野ごとにいるスペシャリスト

次に、分野ごとに存在する専門職を、治療の流れに沿って説明していきます。

がんが疑われて最初に関わるのが臨床検査技師と診療放射線技師です。臨床検査技師は血液・尿検査などを行い、医師の迅速かつ適切な診断をサポートします。診療放射線技師は、Ｘ線やＣＴ、ＭＲＩなどの検査を担当します。

検査結果から、診断と治療方針が固められ、いよいよ治療に入ります。

がんの根治的治療の代表例が手術です。様々な機器を用いる手術において、臨床工学技士が医師をサポートします。また、院内のほとんどの医療機器を管理・点検し、正常に使えるようにしています。

昨今は、放射線照射も根治的治療として大きな割合を占めるようになりました。診療放射線技師は、医師の指示に従って照射機を操作します。医療機関によっては、放射線治療物理学を

専門および認定看護師資格（日本看護協会）

専門看護師資格
がん看護
精神看護
小児看護
急性・重症患者看護
老人看護
地域看護
家族支援
感染症看護
慢性疾患看護
母性看護
在宅看護

認定看護師資格	
手術看護	手術によるダメージを最小限に抑えて二次的合併症を予防するための安全管理（体温・体位管理、手術機材・機器の適切な管理等）、術前・中・後における継続看護の実践
がん化学療法看護	がん化学療法薬の安全な取り扱いと適切な投与管理 副作用症状の緩和およびセルフケア支援
がん放射線療法看護	がん放射線治療に伴う副作用症状の予防・緩和およびセルフケア支援、安全・安楽な治療環境の提供
緩和ケア	疼痛（痛み）・呼吸困難・全身倦怠感・浮腫（むくみ）などの苦痛症状の緩和、患者・家族への喪失と悲嘆のケア
がん性疼痛看護	痛みの総合的な評価と個別的ケア、薬剤の適切な使用および疼痛緩和
乳がん看護	集学的治療を受ける患者のセルフケアおよび自己決定の支援、体の見た目の変化による心理・社会的問題に対する支援
摂食・嚥下障害看護	摂食（食べる）・嚥下（飲み込む）機能の評価および誤嚥性肺炎・窒息・栄養低下・脱水の予防、適切かつ安全な摂食・嚥下訓練の選択および実施
皮膚・排泄ケア	褥瘡（床ずれ）などの創傷管理、ストーマ（人工肛門）や失禁等の排泄管理、患者・家族の自己管理およびセルフケア支援
集中ケア	生命の危機状態にある患者の病態変化を予測した重篤化の予防 廃用症候群などの二次的合併症の予防および回復のための早期リハビリテーションの実施（体位調整、摂食嚥下訓練等）
訪問看護	在宅療養者の主体性を尊重したセルフケア支援およびケースマネジメント看護技術の提供と管理
感染管理	感染対策チームの一員として感染対策・サーベイランス（調査・監視）を行いながら、院内での感染対策に関わる活動を行う

修めた医学物理士が機器や治療計画のチェックを行います。

薬による化学療法を支えているのが薬剤師です。特にがん専門薬剤師・がん薬物療法認定薬剤師は、患者の状態を把握し、適切な薬物療法を安全に提供する責務を負っています。時には医師の薬物治療計画や患者の意思決定の段階から関わり、合併症の治療、抗がん剤の副作用を軽減する治療、痛みへの緩和ケアに携わり、情報提供まで行います。

なお、栄養管理の重要性は、四章（五三頁以降）で既にお伝えしました。管理栄養士や栄養サポートチーム専門療法士といった人々が活躍しています。

3　リハビリと苦痛軽減

リハビリを支える三療法士

リハビリテーションとは治療終了後に行うものととらえがちですが、その限りではありません。がんのリハビリテーションはがんと診断された時から障害を予防したり、身体能力の維持・回復を目的にあらゆる段階で実施します。

そういった中、理学療法士は、主に、ベッドから起き上がる、立つ、歩くなどの基本的動作能力の回復や体力の回復を支援します。寝返りや痰を出すなど些細な動作でも、がんの治療や進行によっては、痛みなどの困難や、危険が伴うようになることもあり、リハビリは大いに役立ちます。また、緩和ケアとして、身体の不快な症状（慢性的な痛み、だるさ、むくみ、呼吸困難感など）の軽減を図るうえでも重要です。

作業療法士は、食事や着替え、排泄や入浴、整髪などを行うためのリハビリを担当します。例えばスプーンや箸を使う方法、ベッドから車いす、さらには便器へといった移動法を指導します。

言語聴覚士は、言語機能と嚥下機能を改善するリハビリを担当します。がんによっては、食べる、話す、聞く、読む、書くといった機能に障害が生じることもあるからです。

歯科衛生士は、歯の清掃など口腔内を清潔に保持するための支援や薬物の塗布などを行います。詳しくは一〇章をご覧ください。

心を支える臨床心理士

三章（三七頁以降）でも説明しましたように、がんの進行度にかかわらず、心身の苦痛や不快を和らげるのが緩和ケアです。

がんと付き合う際には、誰でも心身ともに大きなストレスを抱えるものです。臨床心理士は、チーム医療の一環として、心を支え、ケアにあたる専門家です。がんの治療やその経過に伴う孤独感、死への恐れ、悲観などの苦痛を和らげるように働きかけます。患者だけでなく、その家族の心もサポートします。

また、リンパ浮腫をケアする医療リンパドレナージセラピストという専門家がいます。例えば、手術や放射線治療の後遺症として、体内のリンパ液の流れに障害が起き、むくみが出て、慢性的な鈍痛やだるさなどに悩まされる「リンパ浮腫」が生じることがあります。そのため、リンパの流れを阻害する要因を取除きながらリンパの流れを改善する「リンパドレナージ」というマッサージが行われます。医療リンパドレナージセラピストは、ＮＰＯの認定資格で、理学療法士や看護師が取得して施術しています。

ただ、以上で説明してきたようなリハビリや緩和ケアの歴史はまだ浅く、全国どこででも行われているとは言い難い状況です。すべてが健康保険でカバーされるわけでもありません（がんの種類によっても異なります）。より多くの患者が手軽に利用でき、より高いＱＯＬを実現できるよう、制度や体制の変革を期待したいところです。

生活の心配事にはソーシャルワーカー

患者さんの悩みには、社会的な問題も少なくありません。例えば、治療費や働けない間の収入といったお金の問題、仕事や家族の問題、さらには、転院先、退院後の療養先など日々の療養生活に直結する事項も、深刻です。そんな時に頼りになるのが、医療ソーシャルワーカー（MSW）、あるいは相談員と呼ばれる人たちです。

MSWは、国家資格である社会福祉士や精神保健福祉士を持っている人もいます。病院外の関係機関・部門と連携や調整をしつつ、解決への道を一緒に探ってくれることでしょう。不安などが非常に強く、日常生活や治療に支障が出ている場合は、精神医療の専門家を紹介されることもあります。

MSWや相談員を見つけられない場合も、精神的な動揺や不安にかられた時には、看護師や医師、その他のスタッフ、誰でもいいので、まずは助けを求めてください。家族の悩みも同様です。スタッフ同士の連携で、ベストの相談相手まで行き着くことができるはずです。

以上、早足にさまざまな職種をご紹介してきました。直に接する機会の多寡(たか)はありますが、もし話す機会が持てたなら、それぞれの領域について気になっていることを積極的に質問してみてください。安心感が大きくなることでしょう。

新しい医療、新しい職種

医学の進歩を後押しするために設けられた職種もあります。

臨床研究コーディネーター（治験コーディネーター）は、新薬などの臨床試験（治験）の開始から終了までスムーズに進むように、病院内の関連部署との調整や患者のサポートを担当します。看護師、薬剤師、臨床検査技師が学会認定資格を得て兼任しています。

認定遺伝カウンセラーは、遺伝医療を必要としている患者さんや家族に対し、適切な遺伝情報や社会支援体制などについての情報を提供し、本人や家族の自律的な意思決定を支援します。

医療の質を担保・検証するため、国際疾病分類（ＩＣＤ）に従った診療録作成と保存を担当するのが診療情報管理士です。民間資格です。資格が必須というわけではありませんが、診療録管理に対しては診療報酬が発生します。

〈13〉 悔いの少ない決断への近道

がん研有明病院 緩和ケアセンタージェネラルマネージャー　濱口 恵子

がんを発症すると、次々と決断を迫られるようになります。どうすれば後悔少なく決断できるでしょうか。

監修者紹介
濱口 恵子

あなたの周りにはたくさんのサポーターがいます。一人で悩まないでください。どうぞ、看護師やがん相談支援センターに声をかけてください。

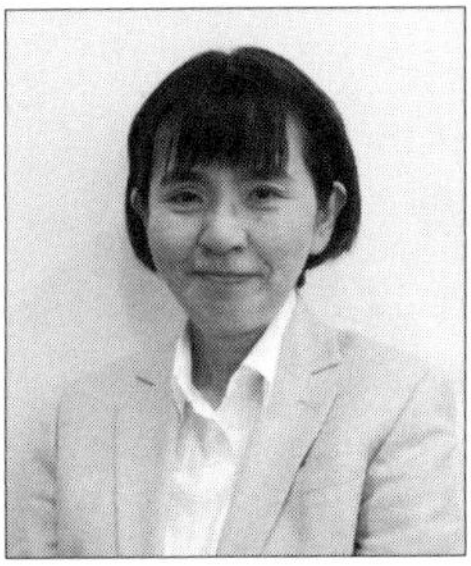

はまぐち・けいこ●1983年千葉大学看護学部卒業。国立がんセンター勤務を経て、94年聖路加看護大学修士課程修了。東札幌病院。96年がん看護専門看護師（日本第一号）。01年静岡県庁。02年静岡県立がんセンター副看護部長。04年癌研有明病院副看護部長。現在はがん相談支援センター長も兼務。日本生命倫理学会評議員。マギーズ東京理事。

1　一人ひとり異なる向き合い方

がんの五年生存率は六割を超え、病を抱えながら共に生きるのが当たり前の時代になりました。がんと向き合う時、単に治療のことだけではなく、治療後の生活も考える必要があります。必然的に、がんとの向き合い方は、患者一人ひとりの事情や価値観によって異なるものになります。医療提供側にできるのは選択肢を理由付きで示して一緒に考えるところまでで、最終決断は患者や家族にしか下せません。

当然に思える話ですが、患者や家族にとって必ずしもありがたいとは限らないのが難しいところです。

誰もが落ち込む

なぜなら、その重大な決断を迫られる場面が、がんと診断されたとか、再発が見つかったとか、治療法がなくなったとかいうように、嬉しくない情報を知らされた直後に訪れるからです。

そのような情報に接した時、落ち込まない人はいません（次頁図）。精神状態が落ち込んでい

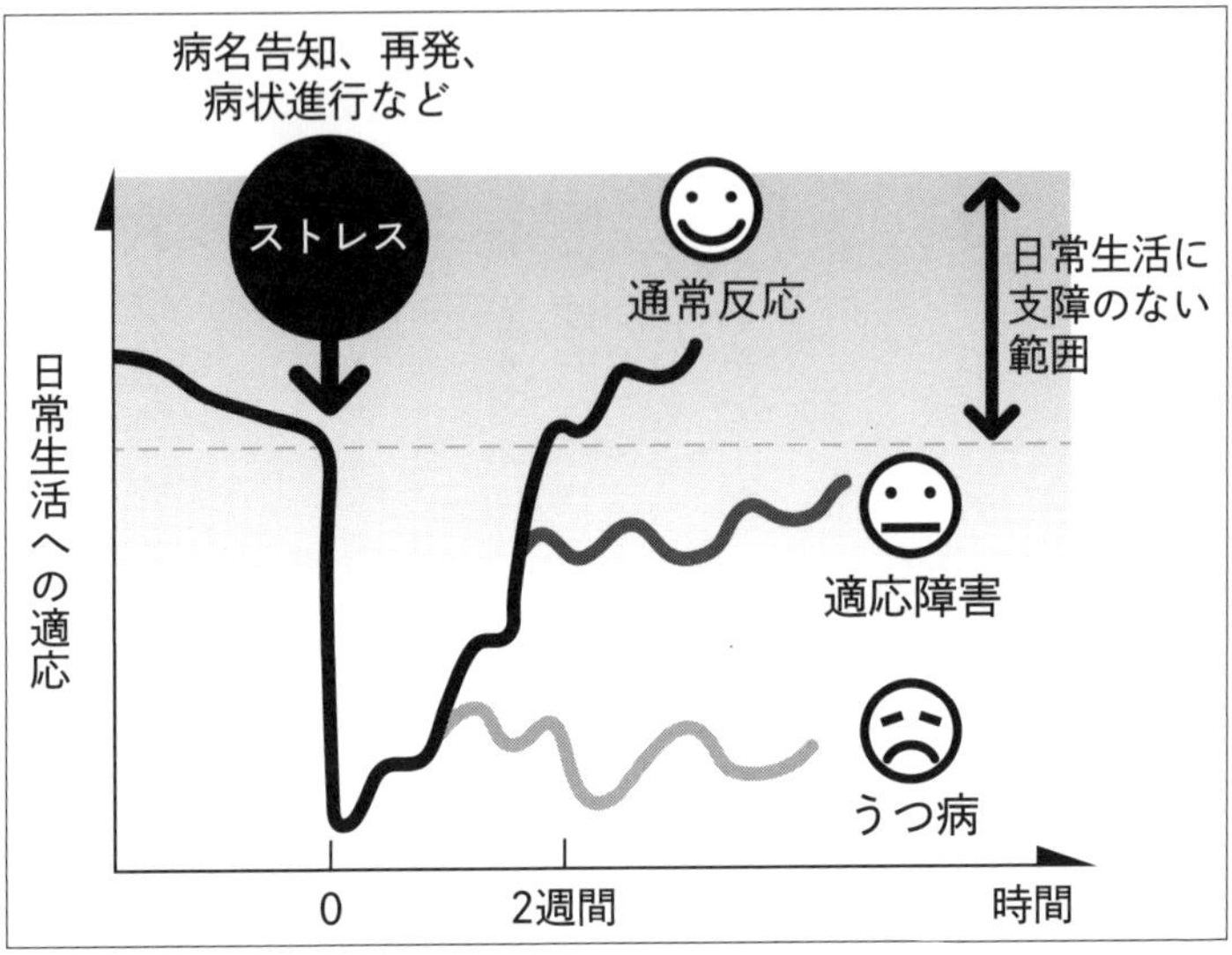

る時、人は通常時よりもネガティブな感情や情報に引っ張られがちになります。

その結果、判断材料となる医療従事者からの説明を受け止めきれなかったり、解釈を間違えたりということが普通に起きます。それでは、悔いのない決断など、できるはずがありません。

ですから、医療従事者から説明を受ける時は、家族や友人など信頼できる誰かに必ず同席してもらって、後で自分の認識と同席した人の理解や認識が同じか話し合えるといいですね。

まだ問題があります。同席者に協力してもらって判断材料を正しく理解できたとしても、精神状態は依然として普通でなく、なかなか前向きな気持ちになれないはずです。それもまた、悔いのない決断を遠ざけます。

通常は時間が経てば回復するとは言うものの、回復するより前に決断しなければならないことも多いですし、一定の割合で精神状態が落ち込んだまま回復しない人も出ます。悔いなくがんと向き合うには、時には精神科医などによるサポートが必須ということです。

迷わずに、早く助けを求めてください。助けを求める相手は、主治医や看護師など目の前の医療従事者で構いません。もし彼らの手に余る場合でも、適切な担当者につないでくれるはずです。

相談支援センターへ

ただし、そうは言っても、医療従事者は忙しそうだし、自分だけを受け持っているわけではないし、そもそも何と言って助けを求めたらよいか分からないし、という場合も多いことでしょう。

そんな時に心強いのが、地域のがん診療拠点病院に設置されている「がん相談支援センター」です。予約制で、トレーニングを受けた専門職が、対面で相談に乗ってくれます。

利用できるのは、その病院の患者に限りません。別の病院で治療中の人や患者の家族なども相談を申し込むことができます。

その名称から、相談することが決まっていないと利用できないような印象を持つかもしれませんが、自分は何を知らなければならないんだろう、とか、担当の医療従事者に何を質問したらいいんだろう、といった漠然とした状態で構いません。気軽にどうぞ。

2 知るべき情報は三種類

意思決定をするために必要な判断材料は、大きく分けて三種類あります。①自分について②自分のがんについて　③治療法について、です。

①は、人生の中で何を大事にしているのか、これからどう生きていきたいのか、です。ここが定まっていないと、判断の基準もブレてしまいます。ただし、そんなことを普段から意識している人は多くないと思います。家族や友人など身近な人と話をして、意識化・言語化することをお勧めします。それをすると、慌てて仕事を辞めてしまって後悔する、というようなことが起きにくくなります。話の相手をしてくれた人が、医療従事者からの説明に同席してくれるなら、とても心強いですね。

②は、一口にがんと言っても、その性質は千差万別で、最近は単に臓器で分類するのではな

く、組織型や遺伝子異常のタイプまで見て細かく分けるなど医療の進歩が背景にあります。自分のがんがどのタイプなのか、きちんと認識していないと、インターネット上の体験談など臓器別の情報だけで自分にも当てはまるかも、と誤解して右往左往することになります。

③は、どういう選択肢があるのかです。最も推奨される標準治療と、それをやりたくない場合の次善の策など、有望な選択肢それぞれについてメリットとデメリット、その確率を知る必要があります。何もしないで放置したらどうなるか、も確認しましょう。

で実は、この患者ごとの②と③に関して、誰よりも詳しいのは、主治医を含む治療チームです。一番知っている人に尋ねずに、情報を探し回るのはもったいないことです。看護師を窓口に、知りたいことは、どんどん質問するようにしましょう。

もし、自分でも調べたいと思ったら、まずは、国立がん研究センターのがん情報サービス（https://ganjoho.jp/public/index.html）を眺めてみてください。このサイトの記述と矛盾するような情報は、基本的に信じない方が無難です。

「がん研」ここがポイント８

一般公開講座

がん研究会では、広く一般の方々にがんについての正しい知識を持っていただくため、各診療科、各部署の医師や看護師、ＭＳＷ、研究者などが講師となって、定期的に一般公開講座を開催しています。会場には外部のホールだけでなくシンボルマークの所でも名前が出てきた吉田富三博士の名を冠した『吉田富三記念講堂』が、よく使われます。

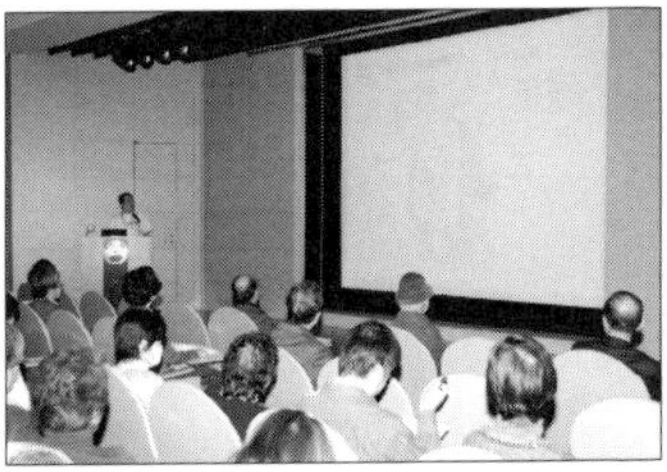

〈14〉

何のため受ける？ がん検診

がん研有明病院 健診センター長 土田 知宏

がん検診の意味、正しく理解していますか？
どこで受けても同じと勘違いしていませんか？

監修者紹介

土田 知宏

消化器内科を専門としていましたが、当院に移動後から、がんの診断・治療に専念するようになり、がん診療に対する考え方が変わりました。チーム医療により多くのがんは治るようになっていますが、「もう少し早く見つかっていれば」と悔やまれることもあり、早期発見こそが、最大のがん予防であることを実感するようになりました。当健診センターでは、各診療科と連携し、早期発見から早期治療まで一貫した診療が確立されています。多くの方に安心して利用していただくことを願っています。

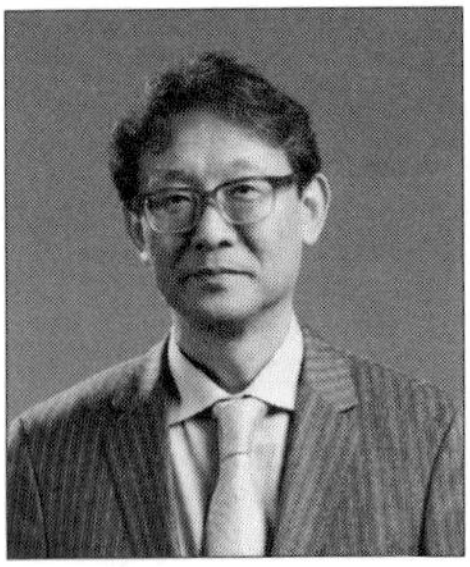

つちだ・ともひろ● 1990 年東京医科大学卒業、92 年東京大学医学部第四内科入局、2002 年癌研究会附属病院内科医員、09 年健診センター副センター長、14 年より現職。

1 早く見つけて治療すれば治せるから

多くのがんは、早期に見つけて治療すれば根治をめざせるようになっています。ただし、そのような早期のがんは一般的に自覚症状がないため、出来ているかもしれないと疑って調べない限り見つかりません。そこで行われるのが、がん検診です。

ただし、がん検診にはマイナス面もあります。自覚症状がない段階、つまり病気ではない段階に受けますから、検診には健康保険を使えず費用を自己負担することになります。また、見落としのリスク、逆にがんではないものを誤認して過剰な医療行為を招くリスク、さらに被ばくなど体への影響もあります。

こうしたマイナス面を前提に、検診で見つけても治らないがんは治らないし、治るがんは治療する必要のない「がんもどき」なので、がん検診には意味がないと主張する人たちもいます。しかし、それは明らかに間違っています。検診を受けた人たちの死亡率が受けない人たちより低かった、つまり放っておけば死に至らしめるがんが、検診で見つかって治っている、という科学的根拠（エビデンスと言います）が、胃がん、大腸がん、肺がん、子宮頸がんで確認されています。

それ以外のがんに関しては科学的根拠がありませんが、そのような科学的根拠を確認するには、大変に長い時間と人手が必要なので、無効ということではありません。乳がんや子宮体がん、卵巣がんに関しては、ほぼ確実に有効です。

根治治療できるうちに見つけないと価値が大きく減るので、一回受けたら何年も放置して良いというわけにはいかず、がんのリスクに応じて定期的に受ける必要があります。一般の内科健診と別に受けるとなると面倒かもしれません。がん研では、生活習慣病などの項目も同時にチェックすることで、受診者が二度手間にならないよう配慮しています。

2 見つかった場合のことも考える

早期治療するために見つけるというのが大前提なので、がんが見つかった場合に治療を受ける施設のことも、あらかじめ考えておく必要があります。

検診を受ける前に、もし発見されたらどうなるのか確認しておきましょう。多くの場合、検診機関のホームページなどに、どの治療施設へ紹介してくれるか公表されています。もし公表されていなかったら、申し込みの前に問い合わせた方が無難です。その治療施設では困るという場合、せっかく早く見つけても時間を無駄にすることになります。

また、機器の性能や医師・技師の技量などに関して、強制力のある基準がありません。つまり検診の質は、施設の自主努力に任されており、現実問題としては結構な差があります。時間とお金をかけるに値するような、信頼できる検診機関を選びましょう。機関によっては、自信のある機器や検診内容の特長など、ホームページで公開していたりします。

値段に関しても、施設が自由に設定でき、相当の幅があります。がん研では健康保険を使った場合の料金をベースに定めており、基準になると思われます。あまりにも高かったり安かったりする場合、その理由を尋ねて納得してから申し込むようにしましょう。

「がん研」ここがポイント 9

かにこちゃん誕生

従来の蟹のシンボルマークとは別に、「がんと共生」する現代にふさわしいキャラクターとして募集。患者さんや職員、大人から子どもまで多くの方々が応募してくださいました。そのなかから当院看護師のデザインが採用され、二〇一四年に誕生しました。

名　前：かにこちゃん
誕生日：一〇月一日
出身地：東京都江東区有明

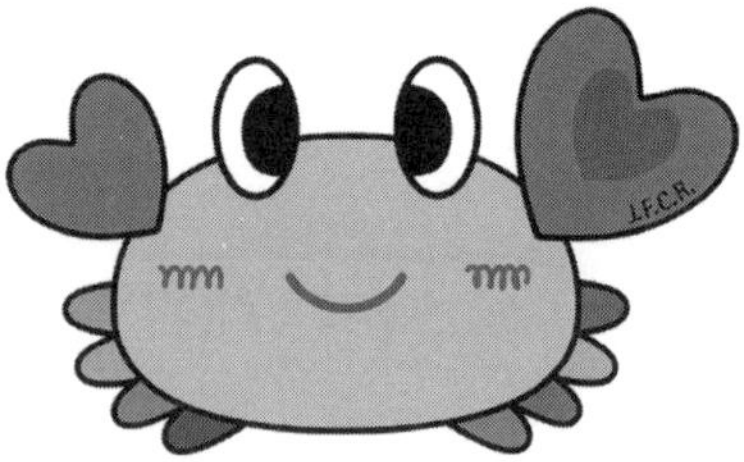

〈15〉

がん医療、これからこう進む

がん研究会 研究本部長　野田 哲生

これからのがん医療は、患者ごとに個別化して最適なものにする方向へ進むと考えられています。

監修者紹介

野田 哲生

　がん研究会では、日本のがん研究をリードする研究系組織が、日本で一番多くの患者さんの治療を行っている有明病院と連携をしながら、日々、がん研究を推進しています。研究系組織には、研究所、がん化学療法センター、がんプレシジョン医療研究センター（CPM センター）という３つの部門がありますが、中でも CPM センターは、有明病院と緊密に連携しながら、先進的なゲノム解析技術を駆使して、すべてのがん患者さんに提供できる個別化医療の確立をめざしています。

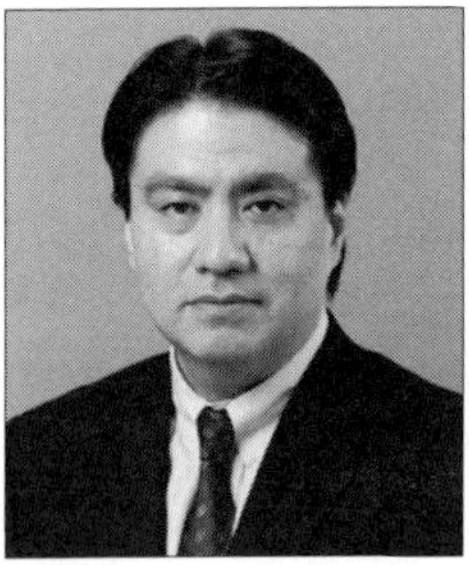

のだ・てつお● 1980 年東北大学医学部卒業、84 年同医学博士、米国国立がん研究所フレデリック癌研究施設留学。85 年京都大学助手。88 年米国 MIT ホワイトヘッド研究所留学。90 年癌研究会癌研究所細胞生物部部長。97 年東北大学大学院教授。2006 年癌研究所所長。元日本癌学会理事長。

1　精密医療への期待

がんの「二つのはず」

がんは、細胞のゲノム（DNA上の遺伝情報）に異常が生じて、その細胞が無秩序に増殖するものです。つまり、がん細胞のゲノムを全部調べることができれば、原因になっている異常が必ず見つかるはずです。そして、その異常に対して働きかけることができれば、治療になるはずです。

がん精密医療は、この「二つのはず」から発想されています。そしてこの「二つのはず」は、技術の進歩によって、従来に比べて、はるかに安価かつ正確・大量にゲノムを解析することが可能になったため、現実味を帯びてきました。

「なぜ発症？」に答える

さて、固形がんは、そのがん種とステージによって、①切除手術可能で再発率も極めて低い、②切除手術できるけれど一定の確率で再発が見込まれる、③手術後もしくは最初から再発・転移巣が見つかって切除手術に適さない、の三つに分けられます。

①は、がん細胞を全部取り除けると考えられ、がんの原因となるゲノムの異常が何であろうが体内にがん細胞が残っていないので、その後の患者の体調には関係ありません。精密医療関連の研究が進んだとしても、原因探索に役立つだけです。

それでも意味がないわけではなくて、多くの患者さんたちの「なぜがんになったのか知りたい」という欲求に応えることになりますし、その知見は、いずれ発症予防や早期発見に使えるようになるかもしれません。

再発予防に役立てる

精密医療の意義がより強調されるのは、②と③の場合です。

②の場合、がん細胞は既に原発巣から外に散らばっているのだけれど、必ずしも成長してくるとは限らず、成長してきた場合だけ再発として認識されると考えられています。現時点では、成長するかしないかの差がどこから生じているか分かっておらず、再発リスクを下げるため、一律に放射線照射や抗がん剤投与などが行われており、過剰治療になってしまう人が相当数いると考えられます。

がん精密医療に向けた研究が進み、採ったがん細胞の遺伝子を調べて、成長するかしないかの見極めがつくようになれば、患者は不要な再発予防治療とそれに伴う副作用から解放されることになります。逆に再発の可能性が高いと分かった患者に関しても、精密医療関連の研究が進んで、再発の兆候をもっと早く見つける方法が開発されれば、手遅れになる前に対応できるようになるかもしれません。

特効薬を選ぶ

③の場合、一般的に行われるのは、抗がん剤などによる化学療法です。試してみる薬の順番はガイドラインなどで一応決まっていますが、通常それは臨床試験を実施した集団の中で効いた人の割合が多かった順であって、患者個人にとって効く確率の高い順番ではありません。患者自身のがん細胞を調べれば、この順番を患者にとって最適なものにできる可能性があります。特にがんの原因となっているゲノム異常が一個で、その異常に働きかける分子標的薬などが存在する場合、特効薬的なものを選べることになります。

例えば、一部の白血病に対するイマチニブ（先発品の製品名はグリベック）や一部の肺がんに対するクリゾチニブ（同ザーコリ）が、典型例です。

二〇一八年度から全国一一のがんゲノム医療中核拠点病院と連携医療機関で先進医療として導入されることになっている「遺伝子パネル検査」は、特効薬候補のある複数のゲノム異常を、同時に調べようというものです。

2 リキッド・バイオプシー（液体の生検）の活用

立ちはだかる障害

ここまで精密医療に期待されることを説明してきました。ただし、その実現が保証されているわけではありません。

まず、ゲノムの異常一個だけでがんになるのは稀(まれ)で、ほとんどの場合は複数の異常の組み合わせで起きており、未知の組み合わせが数え切れないほど残されていると考えられます。また、たとえ原因となる異常を突き止めたとしても、それに対する薬・治療法があるとは限りません。さらに、がん細胞のゲノム異常は、同じ患者のなかでさえも多様であり、しかも歳月とともに増えていきます。

こうした障害に対して数年前まで、がんの原因となっている異常を特定し対応する薬を開発するという手法で、一個ずつクリアしていくというアイデアが一般的でした。

しかし、免疫にがんと闘わせる免疫チェックポイント阻害剤（オプジーボなど）の成功によって、潮流は大きく変わりつつあります。原因が何であろうが、相手がいかに多様であろうが、免疫細胞はそれ以上に多様性を持っており、理屈上は対応可能だからです。

この観点から、免疫チェックポイント阻害剤が効く患者と効かない患者で、がん細胞の何が違うのか突き止め、効かない人には最初から使わない、さらに先では効かない人を効くように変える、というのも精密医療の射程の中に入ってきています。

なお、先に言及した遺伝子パネル検査は、既に知られている異常だけを調べるもので、①②の用途に使えないだけでなく、免疫を上手に使うことにも役に立ちません。パネル検査用に集まった検体に関して、患者の個人情報保護には留意しつつも、後日そうした用途の探索に使えるよう制度整備しておかないと、世界との競争で落伍し、知財を高額で買わされるようになる可能性があります。

リキッド・バイオプシー必須

ここまで説明してきましたように、がん精密医療の前提は、がん細胞のゲノムを調べることです。よって、患者のがん細胞ゲノムをどうやって採取するかという問題も極めて重大です。冒頭の場合分けで言うところの①②は、切除手術した組織の中に大量のがん細胞が存在するので、処理を間違えない限り大丈夫です。

しかし、最も精密医療の必要性が高そうな③で、ハードルが高くなります。手術不能だった場合、切除組織が手に入りません。手術後の再発・転移の場合も、手術時に採取した細胞の情報が役に立つ保証はありません。時間が経過しており、特に間に化学療法を挟むと、遺伝子の異常は増えるのが一般的だからです。

治療を行おうとする時点で、体内のがん細胞にどのような異常があるかを把握しないことには、「精密」の名が泣きます。体外から針を刺して組織を採取すること（生検）が可能な場合もありますが、患者の苦痛や安全上のリスクが大きく、そう気軽にできるものではありません。そこで、どうしても必要になってくるのが、リキッド・バイオプシーです。直訳すると「液体の生検」です。血液や尿など簡単に採取できる体液中の物質から、体内の状態を推定することを指します。

血液中には、がん細胞（血中循環腫瘍細胞＝ＣＴＣ）やがん細胞に由来するＤＮＡやＲＮＡなどの物質、細胞内タンパク質を載せた微粒子（エクソソーム）が流れています。それらを捕捉し解析することで、生検と同様の情報を得られるかもしれないと期待されているのです。

実用化できる性能に達すれば、現在はＣＴなど画像によって行われている薬の治療効果判定や再発転移の早期察知、さらには初発の早期察知（がん検診）などにも使えると考えられ、がん治療の形を一変させる可能性があります。

がん研有明病院紹介

理念

使命：がん克服をもって人類の福祉に貢献する
共有する価値観：創造・革新・高質・親切・協調
将来展望：がんの診療・研究において世界に誇るがん研となる

基本方針

1. 新しいがん医療の創造に努めます
2. 安全かつ質の高いがん医療を提供します
3. 患者さん中心の親切ながん医療を行います
4. 臓器別診療に基づくチーム医療を実践します
5. 人間性豊かな医療人の育成に努めます

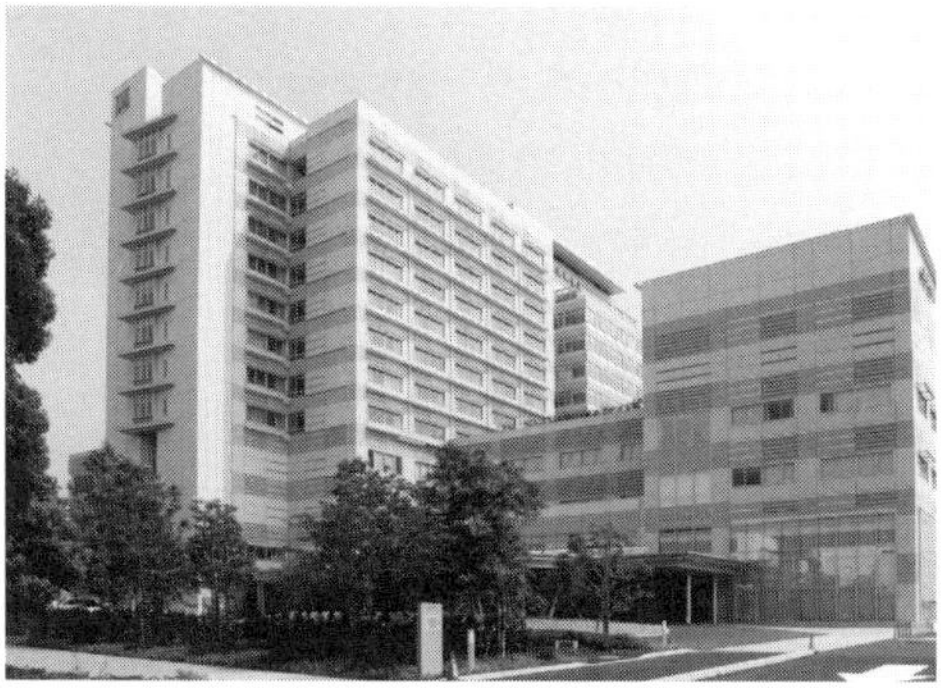

〒135-8550
東京都江東区有明3-8-31（臨海副都心）
TEL：03-3520-0111（大代表）

がん研究会のあゆみ

1908年　癌研究会創設　（わが国初のがん専門機関）

1934年　大塚に癌研究所-附属病院開設

1946年　附属病院を京橋区木挽町にて再興開院

1963年　近代的な設備の新病院が完成

1966年　癌研究所竣工

1968年　総合病院として承認

1973年　癌化学療法センター開設

1977年　附属病院南棟竣工

1990年　胃がん治療10,000例

1994年　研究所-附属病院開設60周年記念式典

1995年　比較腫瘍学常陸宮賞を創設

1998年　癌研究会創立90周年

1999年　臨海副都心「有明の丘」への移転計画を発表

2003年　癌研究会創立95周年記念式典を開催

2005年　臨海副都心「有明の丘」への全面移転

2008年　癌研究会創立 100周年

2011年　公益財団法人移行「がん研究会」名称変更

2011年　特定機能病院として承認

2014年　研究所・病院開設80周年

2016年　新棟（放射線治療施設、画像診断、健診センター）完成、開設

がん研有明病院の専門ドック

がん基本コース（男性・女性）※

上部消化管内視鏡（胃カメラ）、肺CT（低線量CT）、腹部超音波検査、血液（腫瘍マーカー）、尿検査、便潜血反応、内科診察、心電図、眼（眼底、眼圧）、聴力

がん基本女性コース※

上部消化管内視鏡（胃カメラ）、肺CT（低線量CT）、腹部超音波検査、血液（腫瘍マーカー）、尿検査、便潜血反応、内科診察、心電図、眼（眼底、眼圧）、聴力、乳房検診、子宮卵巣検診、甲状腺検診、骨密度

※下部消化管内視鏡（大腸カメラ）を含む専門ドックコースもあります。

単項目検査

・上部消化管内視鏡（胃カメラ）
・下部消化管内視鏡（大腸カメラ）
・乳房検診（超音波検査＋マンモグラフィー）
・子宮卵巣検診（子宮頸部、体部（内診＋細胞診）＋卵巣（超音波検査）＋HPV（ヒトパピローマウイルス））
・肺がん検診
・大腸CT（コロノグラフィ）
・PET-CT検査

●日帰り型の人間ドックです。
●PET-CT検査と人間ドックを併用することも可能です。（別日）

入院ドック

1泊2日　男性・女性
（月曜入院コース・木曜入院コース）

超低被ばくCT装置

超低被ばく線量のCT装置2台を導入しています。胸部CT検査では一般撮影と同じレベルの非常に少ない被ばく量で検査を行い、高画質で正確な情報を元に診断します。

大腸CT検査とは

大腸内視鏡を使わず、最新の超低被ばく線量CT装置で腹部を撮影。コンピュータ処理によって大腸の3次元画像（3D-CT・仮想内視鏡）を構築し、腫瘍病変（ポリープ）を診断します。極めて安全性が高く、苦痛の少ない検査が可能です。

人間ドックについてのお問い合わせ／申し込み先

[健診センター]
平日 9:00 ～ 16:30まで
直通電話　03-3570-0503
FAX　03-3570-0504
ご希望の方にはパンフレットを郵送いたします。

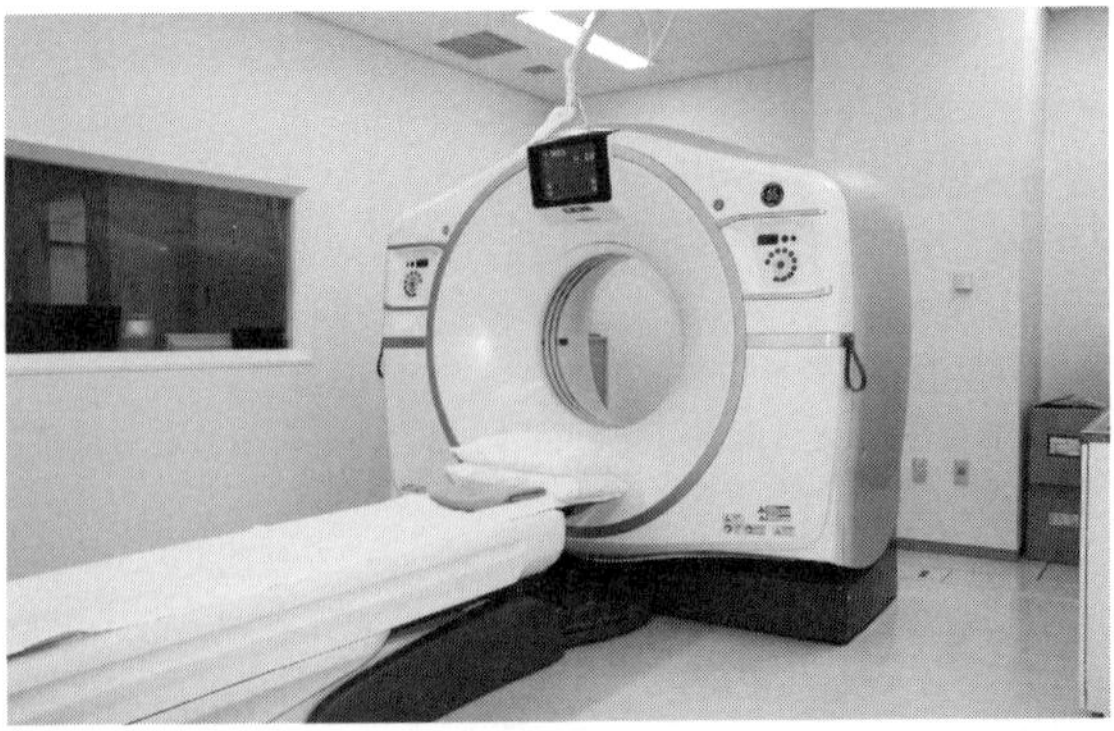

超低被ばくCT装置

がんになっても心配(しんぱい)ありません

2018年8月30日　初版第1刷発行

監　修　公益財団法人 がん研究会
企　画　ロハス・メディカル（代表・川口恭）
発行者　佐藤今朝夫
発行所　株式会社 国書刊行会
〒174-0056 東京都板橋区志村1-13-15
TEL 03(5970)7421　FAX 03(5970)7427
http://www.kokusho.co.jp
印　刷　㈱エーヴィスシステムズ
製　本　㈱ブックアート
装　丁　西田久美〈Katzen House〉

ISBN987-4-336-06265-9